T0197077

essentials

essentials liefern aktuelles Wissen in konzentrierter Form. Die Essenz dessen, worauf es als „State-of-the-Art" in der gegenwärtigen Fachdiskussion oder in der Praxis ankommt. *essentials* informieren schnell, unkompliziert und verständlich

- als Einführung in ein aktuelles Thema aus Ihrem Fachgebiet
- als Einstieg in ein für Sie noch unbekanntes Themenfeld
- als Einblick, um zum Thema mitreden zu können

Die Bücher in elektronischer und gedruckter Form bringen das Fachwissen von Springerautor*innen kompakt zur Darstellung. Sie sind besonders für die Nutzung als eBook auf Tablet-PCs, eBook-Readern und Smartphones geeignet. *essentials* sind Wissensbausteine aus den Wirtschafts-, Sozial- und Geisteswissenschaften, aus Technik und Naturwissenschaften sowie aus Medizin, Psychologie und Gesundheitsberufen. Von renommierten Autor*innen aller Springer-Verlagsmarken.

Bernhard Stier · Georg Kornhäusel

Manual Jungenmedizin II – von Phimose bis Klinefelter-Syndrom

Orientierungshilfe für Pädiater, Hausärzte und Urologen

Mit einem Geleitwort von Maximilian Stehr und Michael Hubmann

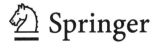 Springer

Bernhard Stier
Hamburg, Deutschland

Georg Kornhäusel
Universitätsklinik für Kinder- und
Jugendchirurgie
Graz, Österreich

ISSN 2197-6708   ISSN 2197-6716 (electronic)
essentials
ISBN 978-3-662-68330-9   ISBN 978-3-662-68331-6 (eBook)
https://doi.org/10.1007/978-3-662-68331-6

Die Deutsche Nationalbibliothek verzeichnet diese Publikation in der Deutschen Nationalbibliografie; detaillierte bibliografische Daten sind im Internet über http://dnb.d-nb.de abrufbar.

Springer ist ein Imprint der eingetragenen Gesellschaft Springer-Verlag GmbH, DE und ist ein Teil von Springer Nature.
Die Anschrift der Gesellschaft ist: Heidelberger Platz 3, 14197 Berlin, Germany

Das Papier dieses Produkts ist recyclebar.

Was Sie in diesem *essential* finden können

Dieses *essential* gibt Ihnen

- … eine Einführung in die Jungenmedizin: Was bewegt Jungen in Hinblick auf Gesundheit, was wissen wir zu Jungen und Gesundheit, worauf müssen wir bei den Vorsorgen achten und wie und was beinhaltet die Untersuchung
- …anhand von Fallbeispielen das notwendige Wissen zu ausgesuchten Krankheitsbildern. Hierbei werden …
- …das Vorkommen, der Stellenwert in der Grundversorgung, die Diagnostik und Therapie besprochen

Geleitwort

Interdisziplinäre Zusammenarbeit ist im Bereich der Jungenmedizin besonders gefordert, denn sie umfasst die weite Altersspanne von der Geburt bis in das Erwachsenenalter und ist geprägt von fließenden Übergängen zwischen den Lebensphasen. Zugleich ist die Jungenmedizin ein Themenfeld, das mehr und mehr aus seinem Schattendasein heraustritt. Immer stärker wird – sowohl im Hinblick auf die Physis als auch auf die Psyche – ein eigener Blickwinkel gefordert.

Bernhard Stier, der hier eine zweite, vollständig überarbeitete Auflage seines Standardwerkes vorlegt, lenkt die Blicke genau auf diesen Fokus. Er nennt es zurecht eine „Orientierungshilfe für Pädiater, Hausärzte und Urologen". Nicht nur Krankheitsbilder werden übersichtlich und praxisorientiert beschrieben, auch die Schwierigkeiten wie Notwendigkeiten, Jungen stärker in das medizinische Versorgungs- und Vorsorgesystem einzubinden.

An Bernhard Stier und Georg Kornhäusel ein großes Lob für dieses Manual. Sie haben ein „Handbuch für die Kitteltasche" geschaffen, das die Kenntnisse der Kinder- und Jugendheilkunde mit denen der Kinderchirurgie und Kinderurologie verbindet und auch das Wissen rund um die Erwachsenenmedizin mit einbezieht. Ein Ratgeber, der interdisziplinäres Denken und Arbeiten in eine praxisnahe Form bringt.

Prof. Dr. med. Dr. h.c. Maximilian
Stehr, FEAPU
Vorsitzender der AG Kinderurologie
der DGKCH

Dr. Michael Hubmann
Präsident des BVKJ e.V.

Vorwort

Seit der 1. Auflage des Manual Jungenmedizin 2017 sind zahlreiche weitere Veröffentlichungen – auch aus eigener Feder – zu diesem Thema erschienen. Vieles hat sich gewandelt und neuere Erkenntnisse wurden gewonnen. So sind wir Frau Dr. Christine Lerche vom Springer-Verlag außerordentlich dankbar, dass sie, ohne zu zögern, einer neuen Auflage in diesem Umfang zugestimmt und sie ermöglicht hat. Wegen der Fülle notwendiger Informationen musste das ehemalig in einem Buch erschienene Werk nunmehr auf mehrere Bücher aufgeteilt werden. Das gab uns die Gelegenheit, zusätzlich zur 2. Auflage (Titel: „Manual Jungenmedizin I – Untersuchung und relevante Krankheitsbilder") das vorliegende *essential* zu verfassen, wobei gegenüber dem Ursprungswerk ein weiteres Krankheitsbild, die Epispadie, mit aufgenommen wurde.

Ich bin sehr froh, dass – damit verbunden – auch ein zweiter Wunsch von mir in Erfüllung geht: Ich konnte Herrn Dr. Georg Kornhäusel, einen jungen, an der Jungenmedizin sehr interessierten Kollegen aus Graz, gewinnen, bei der Herausgeberschaft mitzuwirken (LKH Univ.-Klinikum Graz, Univ.-Kl. f. Kinderu. Jugendchirurgie). Damit verbinde ich auch die Übergabe des „Staffelstabes" an die nächste Generation. Während ich die federführende Herausgeberschaft für beide Bände des Manuals innehabe, wird Herr Kornhäusel die Herausgeberschaft federführend für den später erscheinenden 3. Teil übernehmen.

Ein weiteres *essential* (3. Teil) wird die ehemals im „Manual Jungenmedizin" (1. Auflage) enthaltenen Kapitel zum Kallmann-Syndrom und zu den Hodentumoren u.A. übernehmen. Hinzu werden weitere Kapitel, z. B. zu den Stadien der Pubertätsentwicklung bei Jungen, Fehlbildungen des Harntraktes, Varianten der Geschlechtsentwicklung, Transsexualität und Fallberichte kommen.

Wir beide verbinden mit diesen *essentials* einmal mehr die Hoffnung, dass die Beschäftigung mit der Jungenmedizin/ Jungengesundheit weitere

Verbreitung findet, damit sie aus ihrem Nischendasein heraustritt und zukünftig zum Standardrepertoire in der Pädiatrie, Urologie und Allgemeinmedizin, – sowohl in Klinik wie Praxis – wird. Wir wünschen uns, dass zukünftig die Jungenmedizin den gleichen Stellenwert bekommt, wie es inzwischen die Kinder- und Jugendgynäkologie erfahren hat.

Hamburg   Bernhard Stier
Graz   Georg Kornhäusel

Die Originalversion des Buchs wurde revidiert. Ein Erratum ist verfügbar unter https://doi. org/10.1007/978-3-662-68331-6_10

Inhaltsverzeichnis

Penisdeviation/Penisverbiegungen (Peniskurvaturen, Penisverkrümmung)

Fallbeispiel

Holger, 15 Jahre: „Ich habe da ein Problem mit meinem Penis. Darf ich Ihnen mal ein Bild zeigen?" (Das mitgebrachte Bild zeigt einen Penis in Erektion mit einem Krümmungswinkel zwischen 20–30 Grad nach links)◄

Fragestellung

- Welches Pubertätsstadium liegt vor?
- Gibt es Beschwerden?
- Bestehen Sexualkontakte?
- Hat sich die Verkrümmung in der letzten Zeit verschlechtert?
- Gibt es Hinweise für begleitende Fehlbildungen?

Definition

Die angeborene Penisverkrümmung stellt eine Peniskrümmung eines normal geformten Penis aufgrund eines disproportionalen Wachstums der Schwellkörper dar. Eine Penisdeviation im Kindes- und Jugendalter ist fast immer angeboren. Dabei ist der Penis durch ein unterschiedliches Größenwachstum der Schwellkörper (Corpora cavernosa) nach ventral (vorne), nach dorsal (hinten) oder seitlich gebogen. In seltenen Fällen kann auch eine Verdrehung (Torsion) bestehen.

Die Originalversion des Kapitels wurde revidiert. Ein Erratum ist verfügbar unter https://doi.org/10.1007/978-3-662-68331-6_10

B. Stier und G. Kornhäusel, *Manual Jungenmedizin II – von Phimose bis Klinefelter-Syndrom*, essentials, https://doi.org/10.1007/978-3-662-68331-6_1

Vorkommen

Die angeborene Peniskrümmung wird durch eine Asymmetrie der Schwellkörper bei regelrechter Meatuslage verursacht. Als Ursache wird ein Entwicklungsstillstand während der Embryogenese angegeben (Radmayr et al. 2023). Die Inzidenz bei der Geburt beträgt 0,6 %. Die Inzidenz einer klinisch signifikanten angeborenen Penisverkrümmung ist deutlich geringer, da das Ausmaß der Verkrümmung und der damit verbundenen sexuellen Dysfunktion sehr unterschiedlich empfunden wird und dementsprechend seltener zur Diagnostik kommt. In den meisten Fällen handelt es sich um ventrale Abweichungen (48 %), gefolgt von lateralen (24 %), dorsalen (5 %) und einer Kombination aus ventral und lateral (23 %) (Radmayr et al. 2023). Die meisten ventralen Krümmungen sind mit Hypospadie aufgrund von Chordee oder ventraler Dysplasie von Schwellkörpern assoziiert. Diskussionen und Beratungsbedarf in entsprechenden Foren zeigt, dass die Penisdeviation vermutlich kein seltener Befund ist.

Stellenwert in der Grundversorgung

In entsprechenden Foren finden sich immer wieder Fragen zur Penisverkrümmung. Sie wird häufig als unnormal angesehen und es besteht Angst hinsichtlich der Beeinträchtigung beim Geschlechtsverkehr. Auch werden Bedenken geäußert, dass die Sexualpartnerin oder -partner die Kurvatur als Fehlbildung ansieht. In der Regel liegen die Kurvaturen unter 30 Grad. Diese sind klinisch nicht relevant und beeinträchtigen den Geschlechtsverkehr nicht. Eventuell werden gewisse Positionen als unangenehm empfunden. Viele Jungen mit einer Penisdeviation suchen keinen ärztlichen Rat, zumal die Penisdeviation häufig <30 % liegt und keine Beschwerden (auch keine Kohabitationsbeschwerden) verursacht. Die Dunkelziffer der Häufigkeit ist dementsprechend hoch.

Die Penisdeviation ist glücklicherweise in der Regel nur ein kosmetisches Problem. Einige Jungen und junge Männer empfinden allerdings eine mehr oder minder stark ausgeprägte Penisverkrümmung als psychisch belastend.

Diagnose/Differenzialdiagnose

Die Diagnose einer Penisdeviation ohne gleichzeitiges Vorliegen einer Hypospadie oder Epispadie erfolgt meist erst in und nach der Pubertät. Die Inspektion des Penis (im erigierten Zustand – nicht immer gegeben) bei der J1 und J2 (Vorsorgen im Jugendalter) spielt eine wichtige Rolle. Neben der Lage des Meatus urethrae und dem Frenulum sollte die Vorhaut (im erigierten Zustand) beurteilt werden. Ersteres ist wegweisend für das Vorliegen einer Penistorsion. Letztere können für eine Penisdeviation (mit)verantwortlich sein.

Die Untersuchung sollte bei erigiertem Penis erfolgen. Ggf. wird dies bei Jugendlichen aus psychologischen Gründen verwehrt. Dann kann eine photographische Dokumentation des Befundes durch den Jugendlichen selbst hilfreich sein. Diese sollte allerdings eine lege artis Gradmessung der Deviation zulassen. Des Weiteren sollte der Penisschaft abgetastet und auf mögliche Verhärtungen oder Knötchen untersucht werden. Neben der Lage des Meatus urethrae und dem Frenulum sollte die Vorhaut (im erigierten Zustand) beurteilt werden. Die Ultraschalluntersuchung kann bei einer Penisverkrümmung hilfreich sein. Mithilfe eines Multifrequenzschallkopfes (> 7,5 MHz) lassen sich eine verdickte Schwellkörperhülle, tiefer gelegene Plaques und mögliche Verkalkungen an den verhärteten Stellen erkennen.

Man unterscheidet

Die angeborene Penistorsion („wandernde Raphe"): dreidimensionale Fehlrotation der Corpora cavernosa und des Corpus spongiosum oder manchmal nur der Glans penis.

Die angeborene (kongenitale) Penisdeviation (mit orthotopem Meatus urethrae) (ohne Hypospadie/Epispadie): häufig eine einseitige Fehlentwicklung der Tunica albuginea eines der Schwellkörper (Corpora cavernosa).

Die erworbene Penisdeviation: meist als Zustand nach Penisbruch/Penisfraktur (im Kindes- und Jugendalter sehr selten).

Die angeborene Penisdeviation in Verbindung mit Hypospadie und Epispadie: unvollständige Entwicklung der Harnröhre und des Corpus spongiosum (bzw. Megalourethra = Fehlen des C. spongiosum im distalen Harnröhrenbereich).

Therapie

Primär kommt es darauf an, sich über die Ursache der Penisdeviation klar zu werden und ggf. auch Begleitfehlbildungen auszuschließen. Dies ist essentiell für das weitere therapeutische Vorgehen. Die hauptsächliche Indikation für eine operative Korrektur einer Penisdeviation sind vor allem Kohabitationsschwierigkeiten. Die Korrektur der kongenitalen Penisdeviation sollte vorzugsweise während des 1. Lebensjahres mit einem stufenweisen minimalinvasiven Ansatz erfolgen. Mit einer Penisdeviation sollte immer gerechnet werden, wenn eine Hypospadie bzw. Epispadie vorliegt. Bei harmlosen angeborenen Krümmungen (< 30 Grad Krümmungswinkel Abb. 1.1) ist normalerweise über die Diagnose hinaus keine ärztliche Behandlung von Penisdeviationen erforderlich. Eine operative Korrektur sollte nur bei starken Beschwerden/psychischen Belastungen erwogen werden, da der Eingriff mit einigen Risiken (Blutungen, Erektionsstörungen, Schmerzen und Narbenbildungen) verbunden ist. Jenseits der Pubertät ändert sich der Krümmungswinkel nicht

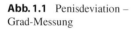

Abb. 1.1 Penisdeviation –
Grad-Messung

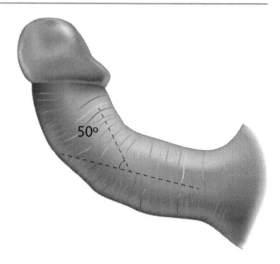

mehr. Bei einer echten Deviation ist eine Salbentherapie genauso wenig erfolgreich wie eine Zirkumzision. Letztere wird jedoch nicht selten dennoch durchgeführt wird – wie zu erwarten ohne den gewünschten Erfolg.

Ab einem Krümmungswinkel von >30 Grad kann es zu Kohabitationsproblemen kommen (je höher desto wahrscheinlicher). Dies macht dann ein operatives Vorgehen erforderlich. Insgesamt sind diese Befunde aber selten. Eine operative Korrektur aus kosmetischen Gründen sollte nicht erfolgen.

Ggf. sollten Nachkontrollen erfolgen.

Was sollten Sie wissen

- Kaum ein Penis verläuft völlig gerade
- Die Diagnose einer Penisdeviation ohne gleichzeitiges Vorliegen einer Hypospadie oder Epispadie erfolgt meist erst in und nach der Pubertät
- Es sollte eine gründliche Anamnese erhoben und eine vollständige klinische Untersuchung durchgeführt werden, um damit mögliche verbundene Anomalien bei Jungen mit angeborener Verkrümmung auszuschließen
- Eine Fotodokumentation des erigierten Penis aus verschiedenen Blickwinkeln ist Voraussetzung für die präoperative Untersuchung

- Die Diagnose sollte bei erigiertem Penis erfolgen
  - Eine Penisdeviation <30 Grad ist nicht therapiebedürftig
  - Eine Penisdeviation >30 Grad kann zu Kohabitationsproblemen führen
- Eine operative Korrektur aus kosmetischen Gründen sollte nicht erfolgen
- Mit einer Penisdeviation sollte immer gerechnet werden, wenn eine Hypospadie bzw. Epispadie vorliegt
- Zu Beginn wie auch am Ende der Operation sollten Erektionstests durchgeführt werden

Beispiel Holger

Seine Peniskurvatur war völlig harmlos (<30 Grad) und da er dem biologischen Ende seiner Pubertät entgegenging, konnte er beruhigt werden, da mit einer Verstärkung nicht zu rechnen ist. Eine Therapie war nicht erforderlich. Als „Nebenbefund" fand sich aber eine primäre Varikozele 3. Grades mit deutlicher Hodenseitendifferenz 12 ml zu 18 ml! Das verdeutlicht wieder einmal, dass Jungen Probleme im Genitalbereich nicht oder nur verklausuliert (Hidden Agenda!) ansprechen. Hinzu kommt, dass sie vielfach auch nicht wissen, wem sie davon erzählen sollen.

Dieser Befund wurde ausführlich mit ihm besprochen. Er wurde zur Sklerosierungsbehandlung der Varikozele überwiesen.

Die Tatsache, dass Holger diesen Befund, der auch für ihn augenfällig gewesen sein muss, nicht erwähnte, zeigt, dass die Jungen nach wie vor Unsicherheiten bzgl. der Beratungsmöglichkeit haben. Nur Expertise zu zeigen, kann dies verbessern!◄

Fallbeispiel

Jonas, sehr schüchtern, kommt, weil er ein Problem an seinem Penis hat. „Das ist das Eine, aber …" „ich hatte noch nie einen Samenerguss …" „Mein Glied ist vorne krumm …".◄

Fragestellung

- Wie ist das Pubertätsstadium von Jonas (ist überhaupt schon ein Samenerguss möglich)?
- Gab es eine Spermarche („feuchten Traum")?
- Handelt es sich um eine Peniskurvatur oder liegt eine andere Ursache vor?
- Wie sieht das Frenulum aus (Untersuchung bzw. Dokumentation durch den Patienten bei erigiertem Penis)?
- Gibt es sonstige Veränderungen am Penis?

Definition/Ursache
Das Vorhautbändchen ist eine Hautfalte zwischen der Eichel und dem Innenblatt der Vorhaut. Es wird angenommen, dass es die Retraktion der Vorhaut unterstützt. Ein verkürztes Frenulum (Frenulum breve) liegt vor, wenn das Zurückziehen der Vorhaut dadurch erschwert oder verhindert wird. Unter Umständen kann dies sogar zu einem Abknicken der Eichel führen.

B. Stier und G. Kornhäusel, *Manual Jungenmedizin II – von Phimose bis Klinefelter-Syndrom*, essentials, https://doi.org/10.1007/978-3-662-68331-6_2

Vorkommen

Die Verkürzung des Vorhautbändchens ist meist angeboren, kann aber auch nach Einreißen durch Vernarbung eintreten. Ebenso können Balanoposthitiden durch Vernarbungen zu einer Verkürzung des Frenulums führen. Durch eine Erektion wird das Frenulum mechanisch belastet und schmerzhaft gespannt, wobei der vordere Anteil des Penis sich verkrümmen kann.

Stellenwert in der Grundversorgung

Das Frenulum breve führt oft zu sehr unangenehmen Schmerzen bei Erektion und Geschlechtsverkehr (Dyspareunie) sowie zu einer Krümmung der Glans. Auch ein vorzeitiger Samenerguss wird damit in Verbindung gebracht (Gallo et al. 2009). Manchmal kommt es zum Einriss des Frenulums mit teils starker Blutung aus der Arteria frenularis.

Diagnose/Differenzialdiagnose

Verkürzung des Vorhautbändchens zwischen innerer Vorhautseite und vorderer Penisseite – wird bei erigiertem Penis deutlich erkennbar (Sichtdiagnose). Eventuell liegt eine Narbenbildung vor.

Therapie

Konservativ:

- mit kortisonhaltiger Salbe

Bei oberflächlichen Einrissen ist eine Abheilung ohne beeinträchtigende Narben möglich.
    Bis zur Abheilung sollte auf Geschlechtsverkehr und Erektionen durch Stimulation verzichtet werden.

Operativ:

- Frenulektomie (Entfernung)
- Frenulotomie (Durchtrennung)
- Frenulumplastik (Verlängerung)

Was sollten Sie wissen

- Ein verkürztes Frenulum (Frenulum breve) liegt vor, wenn das Zurückziehen der Vorhaut dadurch erschwert oder verhindert wird.
- Es führt oft zu sehr unangenehmen Schmerzen bei Erektion und Geschlechtsverkehr (Dyspareunie) sowie zu einer Krümmung der Glans.
- Auch ein vorzeitiger Samenerguss wird damit in Verbindung gebracht
- Blickdiagnose bei erigiertem Penis
- Es gibt konservative (Cortisonsalben-Behandlung) und operative Therapiemöglichkeiten

Beispiel Jonas

Bei Jonas lag ein Frenulum breve vor mit deutlicher schmerzhafter Krümmung der Glans bei Erektion. Es wurde eine Frenulumplastik vorgenommen. Dass er noch nie eine Ejakulation hatte (sicher aber eine Spermarche bei Tannerstadium G5/P5 – wird meist verdrängt) lässt sich durch die Schmerzen bei erigiertem Penis erklären.◄

Varikozele 3

Fallbeispiel

Gregor, 16 Jahre: Er kommt ohne Termin in die Praxis und erklärt: „Sie haben doch gesagt … und ich habe da so eine Schwellung am Hoden".◄

Fragestellung

* Seit wann besteht die Schwellung?
* Beschwerden/Schmerzhaftigkeit?
* Äußere Veränderungen am Skrotum?
* Sexualkontakte?

Definition

Als Varikozele bezeichnet man jede tast- und sichtbare Erweiterung der Venen des Plexus pampiniformis. Betroffen ist vorwiegend die linke Seite (primäre Varikozele – 78–93 % (Radmayr et al. 2023). Vor allem durch verbesserte Ultraschalldiagnostik werden auch zunehmend häufiger rechtsseitige Varikozelen (sekundäre Varikozelen) diagnostiziert, meist im Zusammenhang mit einer primären Varikozele. Die Varikozele entwickelt sich vorwiegend während des akzelerierten Wachstums und dem Anstieg der Hodendurchblutung. Nach wie vor sind die Ursachen für die Entstehung nicht sicher geklärt. Genetische Faktoren können ebenfalls eine Rolle spielen. Auch ein Nussknacker-Phänomen bzw. -Syndrom kann die Ursache sein.[1]

---

[1] Nussknacker-Phänomen/-Syndrom: Kompression der linken V. renalis zwischen Aorta und A. mesenterica superior (Phänomen: z. B. linksseitiger Flankenschmerz, Syndrom: plus Hämaturie/Proteinurie).

B. Stier und G. Kornhäusel, *Manual Jungenmedizin II – von Phimose bis Klinefelter-Syndrom*, essentials, https://doi.org/10.1007/978-3-662-68331-6_3

Vorkommen

- Primäre Varikozele: linksseitig
- Sekundäre Varikozele: rechtsseitig (Raumforderung und/oder Venenklappenin-suffizienz?)
- Auch beidseitige und intratestikuläre Varikozelen kommen vor.

> **Merke**
> Die sekundäre Varikozele verursacht durch retroperitoneale Tumo-ren ist bei Jugendlichen selten und durch Sonografie auszuschließen! Durch Fortschritte in der Ultraschalldiagnostik werden zunehmend mehr auch rechtsseitige Varikozelen entdeckt.

Stellenwert in der Grundversorgung

Eine Varikozele tritt bei > 15 % der männlichen Normalbevölkerung auf, bei 25 % der Männer mit abnormaler Samenanalyse und bei 35–40 % der Männer mit Unfrucht-barkeit. Die Inzidenz einer Varikozele bei Männern mit primärer Unfruchtbarkeit wird auf 35–44 % geschätzt, während die Inzidenz bei Männern mit sekundärer Unfruchtbarkeit bei 45–81 % liegt (Salonia et al. 2023).

Früher wurde sie häufig erst bei der Musterung diagnostiziert. Auch heute ist die-ses Krankheitsbild in der Pädiatrie relativ unbekannt, sodass sie häufig übersehen wird. Zudem kommen nur ca. 20 % der Jungen zur Diagnostik. Cochrane Reviews von 2012 und 2021 kamen zu dem Ergebnis, dass die Behandlung einer Varikozele die Chancen auf eine spontane Schwangerschaft bzw. die Wahrscheinlichkeit einer Zeugungsfähigkeit im Vergleich zu unbehandelten Patienten mit Varikozele bes-sert (Salonia et al. 2023). Die Varikozele stellt nach wie vor den häufigsten Grund eines chirurgischen Eingriffs bei Infertilität dar. Allerdings besteht ein deutliches „Over-Treatment"- Risiko im Jugendalter. Eine prophylaktische Behandlung wird daher nur empfohlen, wenn eine dokumentierte Verschlechterung des Hodenwachs-tums durch klinische Serienuntersuchungen oder Doppler-US-Untersuchungen und/oder abnorme Samenanalysen/abnorme Inhibin-B-Werte bestätigt wird (s. u. OP-Indikation).

Varikozelen lassen sich – zwar selten – auch schon im präpubertären Alter diagnostizieren. Ab der Pubertät nimmt die Häufigkeit der Diagnosen zu.

In bis zu 70 % der Patienten mit primärer Varikozele Grad II und III findet sich eine ipsilaterale Hodenvolumenreduktion. Ein Anstieg des FSH (und LH) und Abfall des Inhibin B sowie eine Beeinträchtigung der Spermienqualität steht im direkten Zusammenhang mit dem Schweregrad der Varikozele (Damsgaard et a. 2016, Radmayr et al. 2023) Bei ca. 20 % der Jugendlichen mit Varikozele treten

Fertilitätsprobleme auf (Radmayr et al. 2023). Postoperativ wird in >70 % von einem Catch-Up der Hodengröße berichtet. Ebenso wird von einer Verbesserung der Spermienqualität berichtet.

Ätiologie der Varikozelen-bedingten möglichen Hodenschädigung: (Esterbauer und Hauser 2008)

- Erhöhung der Hodentemperatur (durch Beeinträchtigung des Rückflusskühlersystems)
- Reflux von renalen und suprarenalen Metaboliten aus der V. renalis sinistra (Nebennierensteroide, Katecholamine, Prostaglandine)
- Störung der Mikrovaskularisation des Hodens durch Druckerhöhung (Hypoxie)
- Störung der Hormonachse (sekundär erhöhtes FSH, evtl. schlechtere Prognose)

Folgeerscheinungen der Varikozele

- Beeinträchtigung der Sertoli-Zellfunktion mit Beeinträchtigung der Spermiogenese und der Spermienqualität/verminderte Inhibin B Sekretion/FSH Anstieg
- Reduktion des Hodenvolumens
- Reduktion der Leydig-Zellfunktion (erhöhte LH-Konzentration) = > Testosteronkonzentration ggf. subnormal

Klinisches Erscheinungsbild

- Grad I: Palpation nur bei Valsalva-Manöver möglich
- Grad II: Palpation im Liegen oder Stehen möglich, evtl. bei Inspektion zu vermuten
- Grad III: Sichtbare Dilatation der Venen – evtl. mehr oder weniger deutliche Hodengrößendifferenz >3 ml (vgl. Abb. 3.1 und 3.2)

Diagnose/Differenzialdiagnose

Meist bestehen keine Beschwerden, bzw. sind diese sehr gering (z. B. „Ziehen" in der Leiste). Auch wird u. U. ein Gefühl der Schwere und Schwellung des Hodens angegeben. Nicht selten sind daher Varikozelen ein Zufallsbefund (z. B. bei der J1). Je mehr die Jungen allerdings zur Selbstuntersuchung angeleitet werden (Flyer des BVKJ „Achte auf Deine Nüsse"), desto häufiger kommen sie mit der Fragestellung und Bitte um Abklärung einer „Schwellung am Hoden". Im Liegen ist die Varikosis häufig nicht gut sichtbar (gemäß Gradeinteilung nach Dubin und Amelar: von subklinisch bis Grad I und evtl. Grad II). Bei der Untersuchung im Stehen sieht und

Abb. 3.1 Sichtbares
Venenkonvolut am
Skrotum bei primärer
Varikozele Grad 3. (Rechte
des Bildes beim Autor)

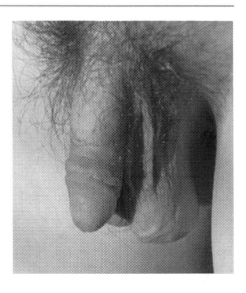

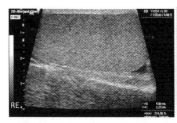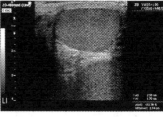

Hoden re : 15ml

Hoden li : 8ml

Abb. 3.2 Deutliche Hodengrößendifferenz (rechts (RE) > links (LI)) und variköses Gefäß-
muster im Nebenhoden und Samenstrangbereich. (Rechte der Bilder beim Autor)

fühlt man die erweiterten Venen neben dem normal großen Hoden und Nebenhoden.
Beschwerden bestehen meist keine oder sie sind gering.

- Klinische Untersuchung (Palpation, Valsalva)
- Bestimmung der Hodengröße bds. (Orchidometer/Ultraschall – siehe Joustra
  et al. 2015) (Hodengrößen-Seitendifferenz?)
- Skrotaler Ultraschall, Farbdopplersonographie **im Liegen und Stehen,**
- Ggf. Ultraschall der Nieren und des Retroperitoneums
- Ggf. Labor: Inhibin B und/oder FSH

- Ggf. Spermiogramm (nur bei älteren Adoleszenten)

▷ **Merke**
Eine, insbesondere einseitige, sekundäre Varikozele (rechtsseitig) kann durch einen retroperitonealen Tumor (z. B. Wilmstumor mit intravasalem Thrombus) verursacht sein. Daher sollte, insbesondere bei präpubertären Jungen, immer eine sonografische Abklärung bei einseitiger rechtsseitiger Varikozele erfolgen.

Je höhergradig die Varikozele ist, desto stärker ist, die Beeinträchtigung der Samenqualität und der Hormonspiegel für LH, FSH, Inhibin B und der Testosteron/LH Ratio.

Gradeinteilung gemäß Dubin und Amelar (1970)
Durchführung der klinischen Untersuchung sowie Graduierung stets im Stehen.

- Subklinisch: Inspektorisch und palpatorisch kein Nachweis einer Varikozele, aber positive skrotale Thermografie oder dopplersonografischer Nachweis eines Refluxes
- Grad I: Unter Valsalvamanöver tast- aber nicht sichtbares Venenkonvolut
- Grad II: Unter Ruhebedingungen tast- aber nicht sichtbares Venenkonvolut
- Grad III: Bereits unter Ruhebedingungen leicht tast- und sichtbares Venenkonvolut (vgl. Abb. 3.1)

▷ **Merke**
Mit zunehmendem Grad der Varikozele kommt es bei jungen Männern aus der Allgemeinbevölkerung zur Beeinträchtigung der Samenqualität und dem Fortpflanzungshormonspiegel (LH, FSH, Inhibin B und der Testosteron/LH Ratio) (Damsgaard et al. 2016)

Bei präpubertär auftretenden Varikozelen mit normalem Hodenvolumen sollten Kontrollen des Hodenvolumens in 6-monatigem Abstand bis zur Spermarche als Alternative zur operativen Behandlung stattfinden. Dann kann eine Inhibin-B-Kontrolle zur Bewertung der Spermienqualität stattfinden. Ein abwartendes Verhalten ist berechtigt, da kontrollierte prospektive Studien fehlen und die Varikozele sich in bis zu 70 % der Fälle zurückbilden kann (https://www.urologielehr buch.de/varikozele.html).

Bedingt durch Verbesserung der Ultraschalldiagnostik werden zunehmend auch mehr sekundäre Varikozelen diagnostiziert, ohne dass ein tumoröser Prozess als Ursache der Stauung gefunden wird. Selten kommen auch intratestikuläre Varikozelen vor.

Ultraschalldiagnostik beider Hoden und Nebenhoden incl. des Plexus pampiniformis im B-Bild-Verfahren und mit dem Farbdoppler-Verfahren im Liegen und Stehen! Im Jugendalter ist ein Seitenunterschied der Hodengröße (Sonografische Messung!) von > 2 ml bzw. > 20 % der Gegenseite ein Zeichen für eine Hypoplasie bedingt durch die Varikozele (Salonia et al. 2023).

Therapie – Beratung und Behandlung

Ziel der Behandlung ist die Beseitigung der Varikosis. Bei Varikozelen 1.–2. Grades ist ein konservatives Vorgehen – Zurückhaltung bei regelmäßigen Kontrollen (ca. 1/2-jährlich) – angezeigt. Bei präpubertär auftretenden Varikozelen mit normalem Hodenvolumen sollten Kontrollen des Hodenvolumens in 6-monatigem Abstand bis zur Spermarche als Alternative zur operativen Behandlung stattfinden. Dann kann eine Inhibin-B-Kontrolle zur Bewertung der Spermienqualität stattfinden. Eine Grad 3 Varikozele bildet sich nur in Ausnahmefällen zurück (keine Spontanheilung in ca. 70 %) und muss meistens operativ angegangen werden unter Beachtung der Indikationskriterien (Radmayr et al. 2023).

Indikation zu konservativem zuwartendem Verhalten

- Hodengrößendifferenz zwischen linker und rechter Seite < 2 ml
- Normales Inhibin B (guter Parameter für die Spermiogenese) bzw. normales Spermiogramm (ältere Adoleszente > G4 Tanner-Stadium)

Kontrollen:

- Halbjährlich bis jährlich bezüglich der Hodengröße
- Ggf. Kontrolle des Spermiogramms bzw. Inhibin-B

Eine Varikozele Grad 3 mit Hodenseitendifferenz von > 20 % bzw. > 2 ml (bestätigt in 2 Untersuchungen im Abstand von ca. 6 Monaten) sollte operativ angegangen werden (Radmayr et al. 2023).

Indikation zur operativen Korrektur

- Größendifferenz der Hoden > 2 ml (> 20 %) bzw. Wachstumsstillstand auf der betroffenen Seite (bestätigt in zwei Untersuchungen im Abstand von ca. 6 Monaten).

Weitere Indikationen können sein:

- Zusätzliche Hodenpathologie/Beeinträchtigung der Fertilität.
- Beidseitige palpable Varikozele.
- Pathologische Inhibin-B-Werte (FSH ungenauer) bzw. pathologisches Spermiogramm.
- Symptomatische Varikozele/ggf. kosmetische Gründe (Radmayr et al. 2023).

Das bevorzugte Operationsverfahren ist die laparoskopische hohe Ligatur bzw. Durchtrennung der Vasa testicularis interna (Bernardi) oder der Vasa spermatica (Palomo) oder die interventionelle Sklerosierung.

Nach erfolgreicher Korrektur kommt es häufig zur Volumenzunahme des betroffenen Hodens (52,6–93,8 %), einer Verbesserung der Samenqualität und -anzahl sowie zum Testosteronanstieg und Anstieg des Inhibin B.

Was sollten Sie wissen

- Unterscheidung in primäre (linksseitig) und sekundäre (rechtsseitig) Varikozele
- Ultraschalluntersuchung im Liegen und Stehen/Valsalvaversuch
- Meist zufällige Entdeckung
- Die Beeinträchtigung der Spermiogenese ist inzwischen nachgewiesen, wobei der Grad der Beeinträchtigung der Gradeinteilung folgt (je höher desto mehr).
- Bei Varikozelen 1.–2. Grades ist ein konservatives Vorgehen – Zurückhaltung bei regelmäßigen Kontrollen (ca. 1/2-jährlich) – angezeigt
- Eine Grad 3 Varikozele bildet sich nur in Ausnahmefällen zurück (keine Spontanheilung in ca. 70 % der Fälle) und muss meistens operativ angegangen werden unter Beachtung der Indikationskriterien (Radmayr et al. 2022). Ziel ist die Beseitigung der Varikosis.

- Nach erfolgreicher Korrektur kommt es häufig zur Volumenzunahme des betroffenen Hodens (52,6–93,8 % der Fälle), einer Verbesserung der Samenqualität und -anzahl sowie zum Testosteronanstieg und Anstieg des Inhibin B

Beispiel Gregor

Sichere primäre Varikozele Grad III mit persistierender Hodengrößendifferenz > 20 % und Wachstumsstillstand auf der betroffenen Seite. Bei Gregor wurde eine interventionelle Sklerosierung durchgeführt. Eine nachfolgende Hodengrößenzunahme der betroffenen Seite dokumentierte den operativen Erfolg. ◄

Phimose/Paraphimose/Zirkumzision 4

Fallbeispiel

Kurt, 12 Jahre (Kontakt bei der J1): keine Beschwerden. G3, PH3, Hoden bds. deszendiert (ca 8–10 Orchidometermessung). Die Vorhaut kann nur geringfügig über die Glans penis gestreift werden.

Fragestellung

- Was ist Kurt selbst aufgefallen, was sagt er dazu?
- Bestehen Beschwerden?
- Um welche Art einer Phimose handelt es sich („physiologisch" oder Narbenphimose)?
- Welche Therapie kann vorgeschlagen werden?

Definition

Grundsätzlich bezeichnet Phimose eine Verengung der Vorhaut (Praeputium penis), welche damit ein Zurückziehen über die Eichel nicht oder nur unter Schwierigkeiten ermöglicht. Unterschieden werden muss dabei die physiologische Vorhautenge des Jungen, die von Geburt bis zur Pubertät vorliegen kann, von der primären oder sekundären Phimose.

Bei letzterer besteht die Unmöglichkeit der atraumatischen Retraktion des Präputiums über die Glans infolge einer Fibrose oder Vernarbung der Präputium-Öffnung. Erst „durch das aktuelle Vorliegen oder zeitnah zu erwartende Auftreten von Beschwerden und/oder sekundären Störungen mit Krankheitswert" ergibt sich eine Behandlungsnotwendigkeit (S2k-Leitlinie Phimose und Paraphimose bei Kindern und Jugendlichen Version 6.0.).

B. Stier und G. Kornhäusel, *Manual Jungenmedizin II – von Phimose bis Klinefelter-Syndrom*, essentials, https://doi.org/10.1007/978-3-662-68331-6_4

Leitsymptome

Definition der pathologischen Phimose: Unmöglichkeit der atraumatischen Retraktion des Präputiums über die Glans infolge einer Fibrose oder Vernarbung der Präputium-Öffnung.

▷ **Merke**

- Das Präputium ist ein physiologischer Bestandteil des männlichen äußeren Genitales. Seine Entfernung bedarf der medizinisch begründeten Indikationsstellung.
- Das Krankheitsbild Phimose ist von der entwicklungsbedingt nicht retrahierbaren Vorhaut des Jungen zu unterscheiden. Das innere Vorhautblatt und die Oberfläche der Eichel sind während der Embryonalentwicklung fest miteinander verbunden. Bei Geburt sind bei 96 % aller Jungen die Vorhaut und die Eichel noch fest miteinander verbunden. Die Lösung vollzieht sich individuell und zeitlich sehr unterschiedlich (S2k-Leitlinie Phimose und Paraphimose bei Kindern und Jugendlichen Version 6.0.).
- Die meisten Zirkumzisionen werden ohne rechtfertigende Indikation durchgeführt, oftmals sogar im Rahmen anderer operativer Eingriffe (z. B. bei Herniotomie oder Orchidopexie). Besteht der Verdacht, dass das geschilderte Problem (z. B. Dysurie, akuter Harnverhalt) möglicherweise mit einer bestehenden Phimose zusammenhängt, müssen trotzdem andere Ursachen für dieses Problem vor einer Zirkumzision zwingend ausgeschlossen werden!

Vorkommen

Das Präputium ist Bestandteil des Körpers mit spezifischer Anatomie und Innervation, die spezielle Schutz- und Sensibilitätsfunktionen widerspiegeln (S2k-Leitlinie Phimose und Paraphimose bei Kindern und Jugendlichen Version 6.0.). Verklebungen/Adhäsionen zwischen innerem Vorhautblatt und Eichel (Glans penis) sind physiologisch und lösen sich allmählich bis zur Pubertät. Ebenso sind gelblich schimmernde Epithel-Talg-Retentionen ein vorübergehendes Entwicklungsphänomen ohne Behandlungsbedarf.

Physiologische Vorhautenge und Verklebung: Diese besteht bei ca. 96 % der Jungen bei der Geburt und verschwindet spätestens bis zur Pubertät. Es handelt sich dabei um eine entwicklungsbedingt nicht retrahierbare Vorhaut, die selbst im Alter von 13 Jahren noch bei ca. 8 % der Jungen vorkommt. Durch die physiologische Vorhautenge wird die Glans penis vor Verhornung geschützt.

Primäre (kongenitale) Phimose: Fortbestehen der angeborenen Verengung, die sich weder im Wachstumsverlauf, noch durch konservative Therapie (vollständig) zurückbildet. Die Gründe hierfür sind unbekannt. Die Häufigkeit liegt bei 0,6–1,5 % (S2k-Leitlinie Phimose und Paraphimose bei Kindern und Jugendlichen Version 6.0.).

Sekundäre (erworbene) Phimose: Über die Häufigkeit gibt es keine verlässlichen Angaben. Rezidivierende Entzündungen der verengten Vorhaut (Posthitis) führen zu narbigen Veränderungen. Häufig ist ein Lichen sclerosus die Ursache (siehe dort). Diese Erkrankung ist schon im Kleinkindesalter möglich und wird in > 30 % bei einer Narbenphimose histologisch nachgewiesen. Sie ist teilweise genetisch determiniert (Familienanamnese). Weiterhin kommt es durch brüske Retraktionsversuche zu Einrissen mit nachfolgender, sekundär narbig fixierter Phimose.

Zirkumzision

Es existieren keine verlässlichen Daten aus neuerer Zeit zur Zahl der durchgeführten Zirkumzisionen. Insbesondere ist über die tatsächliche Anzahl der ambulant durchgeführten Zirkumzisionen- gerade auch mit sozio-kulturellem Hintergrund – nichts bekannt.

Die Vorhaut – keine Laune der Natur sondern ein hochsensibles Organ

- Innervation der Vorhaut ist komplex
- somatosensorische Innervation der Vorhaut
  - Berührungsempfindlichkeit und Wahrnehmung der Körperlage und –bewegung im Raum (Propriozeption)
  - über den dorsalen (hinteren) Nerven des Penis sowie anteilig über die perinealen Nerven vermittelt
  - von sympathischen und parasympathischen Fasern aus dem Plexus lumbosacralis gespeist (teilweise angrenzend an die Harnröhre bzw. durch deren Wandung verlaufend)
- Aufnahme von mechanischen Reizen
  - spezialisierte Nervenendigungen
  - große Anzahl in der Vorhaut
  - Meißner-Tastkörperchen reagieren vor allem auf schnelle, Merkel-Körperchen auf langsame Druckveränderungen und Vater-Pacini-Körperchen vermitteln das Vibrationsempfinden

- Freie Nervenendigungen (Nozizeptoren) in der Vorhaut vermitteln das Schmerzempfinden
- Die Eichel ist vergleichsweise selbst relativ arm an Tastkörperchen
- Vorhaut spielt eine essentielle Rolle zum Erleben sexueller Empfindungen (Cold 1999).
- Besonders entscheidend ist das Ridged Band (sog. geriffelte Band, Taylors Band, Ridged Band, Cingulus rugosus; im inneren Vorhautblatt gelegen). Es ist die anatomische Fortsetzung des Frenulums und zeichnet sich durch besonderen Nervenreichtum aus (Taylor 2007).

Klinisches Erscheinungsbild bei Jugendlichen
Bei der klinischen Untersuchung ist insbesondere auf Narbenbildung im Bereich des Präputiums zu achten. Auch soll ein langstreckig sehr enges Präputium von einer narbenfreien und nur im distalen Bereich engen Vorhaut unterschieden werden, was die Notwendigkeit und die Art einer Behandlung beeinflussen kann. Ausgeprägte weißliche Narben oder gar eine Plaquebildung sind auf das Vorliegen eines Lichen sclerosus verdächtig, was eine besondere Betrachtung erfordert (S2k-Leitlinie Phimose und Paraphimose bei Kindern und Jugendlichen Version 6.0.). Ggf. sollte eine Miktionsbeobachtung erfolgen

Stellenwert in der Grundversorgung
Grundsätzlich ist das Krankheitsbild Phimose von der entwicklungsbedingt nicht retrahierbaren Vorhaut des Jungen zu unterscheiden. Vom Vorliegen dieser „physiologischen Phimose" (besser: Vorhautenge) kann bei 96 % der unbehandelten neugeborenen Jungen ausgegangen werden.

Ebenso sind die gelblich schimmernden Epithel-Talg-Retentionen (Smegma-Retentionszysten) ein vorübergehendes harmloses Entwicklungsphänomen.

Häufig werden die Vorhautverklebungen und die Smegma-Retentionszysten als pathologische Phimose fehlgedeutet (S2k-Leitlinie Phimose und Paraphimose 2021).

Klinisches Erscheinungsbild bei Jugendlichen
In der Regel erfolgt die Behebung der Phimose spätestens in der Pubertät durch den Testosteroneinfluss, welcher die Vorhaut geschmeidig macht. Durch das tägliche Reinigen kommt es zur „Aufdehnung" der Vorhaut, die sich nach einigen Wochen problemlos über die Glans penis streifen lässt. Sollte dies nicht der Fall sein, so sollte die Therapie immer primär durch eine Salbenbehandlung erfolgen (siehe Therapie).

Paraphimose
Die Paraphimose ist ein kinder- und jugendurologischer Notfall. Sie kann unbehandelt aufgrund einer venösen Infarzierung zu Nekrose und Glansverlust führen. Beim Zurückziehen der verengten Vorhaut gelingt eine anschließende Reposition nicht. Daraus resultiert eine Minderdurchblutung des distal gelegenen Vorhautblattes mit Behinderung des Lymphabstromes und Ausbildung eines dementsprechenden Ödems. Es kommt zu einer zunehmenden Schwellung des Präputiums, welches die problemlose Reposition schließlich unmöglich macht. Bei längerer Dauer sind Entzündung, Ulzeration bis hin zur Glansnekrose möglich (S2k-Leitlinie Phimose und Paraphimose bei Kindern und Jugendlichen Version 6.0.).

Diagnose
Anamnese und klinische Untersuchung
   Frage nach Auffälligkeiten bei der Miktion, vorausgegangenen Entzündungen und Vorerkrankungen der ableitenden Harnwege sowie Operationen oder Traumen der Vorhaut und klinische Symptome wie Schmerzen (Miktion, Erektion) oder eine störende oder schmerzhafte Ballonierung der Vorhaut bei der Miktion sowie deren Beginn. Besteht bei der Nicht-Reponierbarkeit der Vorhaut ein Leidensdruck des Kindes/Jugendlichen?

Lokalbefund
   Enger Ring des distalen Präputiums. Wenn dieser bei vorsichtiger Retraktion einen konisch zulaufenden fibrotischen Narbenring bildet und flächig-weißliche und sklerosierende Veränderungen der Vorhaut bzw. des Glansepithels bestehen, liegt möglicherweise ein Lichen sclerosus vor.

Miktionsbeobachtung
   Ggf. verminderte Stärke und abweichende Richtung des Harnstrahles, ggf. persistierende Aufblähung des Präputiums (Ballonieren), welche sich nicht auflöst in einen guten Harnstrahl.

Differenzialdiagnose

- Vorhautverklebung (nicht behandlungsbedürftig)
- Physiologische Vorhautenge (nicht behandlungsbedürftig)
- Narbenphimose bei Lichen sclerosus (behandlungsbedürftig = > siehe dort)
- Narbenphimose aufgrund anderer Ursachen (z.-B. brüske Retraktionsversuche = > diese auf jeden Fall vermeiden = > siehe Broschüre „Mann-oh-Mann" -> https://www.bvkj-shop.de/infomaterial/broschueren/broschuere-mann-oh-mann.html – auch in türkisch und arabisch erhältlich)

- Narbenphimose durch rezidivierende Balanitiden/Balanoposthitiden

Konservative Therapie
Indikation zur Behandlung
Bestehen für den Jungen relevante Beschwerden oder sind diese zeitnah abzuse-
hen, soll eine Behandlung begonnen werden. Hierbei ist in den meisten Fällen die
konservative Salbenbehandlung ausreichend.

Die alleinige Nicht-Retrahierbarkeit der Vorhaut ausschließlich aufgrund prä-
putialer Adhäsionen oder Smegmaretentionszysten ohne Beschwerden oder nicht
störendes oder schmerzhaftes Ballonieren bei Miktion sollen keine Behandlungs-
indikation darstellen (S2k-Leitlinie Phimose und Paraphimose bei Kindern und
Jugendlichen Version 6.0.).

Außer bei Lichen sclerosus (siehe dort) und ausgedehnter Narbenphimose ist
primär eine 4- (bis 8-) wöchige 2 × tgl. Salbenbehandlung indiziert. Eine Evidenz
aus klinischen Studien für die Behandlungsdauer jenseits von 3 Monaten und für
mehr als zwei Behandlungszyklen liegt nicht vor. Sie sollte deshalb unter Berücksichtigung potenzieller Nebenwirkungen maximal drei Monate betragen und sich
auf zwei Zyklen beschränken. Klinische Kontrollen sollen während der Therapie
wenigstens alle vier Wochen erfolgen.

Die topische Behandlung soll mit einer kortikoidhaltigen Salbe 1–2 × täglich
über vier Wochen vorgenommen werden. Belastbare Evidenz liegt u. a. für den Einsatz von Betamethason, Mometasonfuroat, Fluticason-Propionat und Clobetasol-
Propionat vor (z. B. Betamethason 0,05 % / 0,1 % und 0,2 %; Mometasonfuroat
0,05 %, Clobetason 0,05 %). Diese Behandlung erfolgt z.Zt. noch off-label. Besteht
der Verdacht auf das Vorliegen eines Lichen sclerosus, soll mit dem potentes-
ten Agens Clobetasol-Propionat begonnen werden (S2k-Leitlinie Phimose und
Paraphimose bei Kindern und Jugendlichen Version 6.0.).

Anschließend muss die Vorhaut täglich zur Reinigung des Penis zurückgezogen
und damit weiterhin gedehnt werden, sonst kann es zu Rezidiven durch erneutes
Zusammenziehen kommen. Mögliche psychische Folgeschäden durch wiederholte
Manipulation am äußeren Genitale (z. B. durch das Auftragen von Salben) sollten
möglichst durch eine altersgemäße Selbstbehandlung minimiert werden. Ein Erfolg
stellt sich in ca. 60–70 % der Fälle ein, wobei dieser Prozentsatz unter Umständen
zu hoch angesetzt ist, da bei vielen Untersuchungen auch physiologische Phimosen,
die nicht behandlungsbedürftig sind, mit einfließen. Echte Primäre Phimosen sind
selten! Meist steckt ein Lichen sclerosus dahinter!

Schwerwiegende Nebenwirkungen der topischen Behandlung einer Phimose mit
Glukokortikosteroiden wurden nicht berichtet. Insbesondere gibt es keinen Hinweis
auf die Beeinträchtigung der Hypothalamus- Hypophysen- Nebennierenrinden-

Achse (S2k-Leitlinie Phimose und Paraphimose bei Kindern und Jugendlichen Version 6.0.).

> **Merke**
> Ausgenommen sind bei dem vorher Gesagten alle Phimosen, bei denen medizinische Probleme bestehen (siehe Indikation zur Zirkumzision). Nur in ganz seltenen Ausnahmefällen ist eine vollständige Beschneidung (Zirkumzision) notwendig. Ziele der Behandlung sind die regelrechte Harnentleerung, problemlose Genitalhygiene sowie später eine unbeeinträchtigte sexuelle Funktion. Die physiologische Vorhautenge nimmt mit zunehmendem Alter ab. Der größte Teil der Jungen benötigt keine Behandlung.

Operative Therapie/Zirkumzision
Indikationen zur Beschneidung (Zirkumzision) bei Phimose

- Zustand nach Paraphimose (relative Indikation)
- Therapie des Lichen sclerosus (ggf. nach erfolgloser konservativer Therapie)
- Miktionshindernis (ggf. mit persistierender Ballonierung und abgeschwächtem Urinstrahl)
- Prophylaxe von Harnwegsinfektionen bei deutlich gesteigertem Risiko (hochgradiger vesikoureteraler Reflux, komplexe Harntraktfehlbildungen, neurogene Blasenentleerungsstörung mit rezidivierenden Harnwegsinfekten) (relative Indikation)
- Kohabitationshindernis bzw. –beschwerden
- Rezidivierende Balanitiden mit – infolge Narbenbildung – Miktionsbeschwerden

> **Merke**
> Rezidivierende Balanitiden beim Säugling oder Kleinkind sind zunächst keine Indikation zur Zirkumzision.
> In Westeuropa soll die (Routine-)Zirkumzision nicht als präventive Maßnahme zur Infektionsverhütung sexuell übertragbarer Krankheiten durchgeführt werden (gilt auch für HIV).

Zirkumzision – Komplikationen (ca. 2–10 % – bis zu 5 % auch bei erfahrenen Operateuren)

- Nachblutungen (häufigste Komplikation)
- Wundinfektionen

- Sensibilitätseinschränkungen
- Verletzungen der Harnröhre und Schwellkörper
- Verletzungen der Glans penis (bis hin zur Amputation)
- Hauttaschen
- Meatusstenose (vor allem im Säuglingsalter bis zu 20 %)
- Kastrationstrauma/Posttraumatische Belastungsstörung/Orgasmusstörungen
- Todesfälle (wenig verlässliche Angaben) ~ 0,013 %. Fallberichte zeigen, dass es auch unter optimalen Bedingungen zu Todesfällen kommen kann!

▷ **Merke**

Bei durchgeführter Zirkumzision im Neugeborenenalter wird die spätere Ausbildung einer Meatusstenose als häufigste Komplikation angesehen, die in bis zu 20 % der Fälle auftreten kann.

Operationsmethoden

- Vorhauterhaltende Techniken im Sinne von Erweiterungsplastiken oder vorhauterhaltender, sparsamer Zirkumzision sind möglich und sollten angeboten/ diskutiert und bei Wunsch vonseiten des Kindes und/oder der Eltern durchgeführt werden. Dabei können unterschiedliche Verfahren angewendet werden (z. B. die „Triple Incision")
- Bei sehr starker Vernarbung der Vorhautöffnung Zirkumzision (Beschneidung), inkomplett (Eichel noch bedeckt) oder komplett (Eichel freiliegend).
- Im Säuglingsalter Plastibell-Methode (funktioniert nur im Neugeborenen- und Säuglingsalter gut). Es gibt eigentlich in diesem Alter keine Indikation für die Zirkumzision.

▷ **Merke**

Die meisten Zirkumzisionen werden ohne rechtfertigende medizinische Indikation durchgeführt, oftmals sogar im Rahmen anderer operativer Eingriffe (z. B. bei Herniotomie oder Orchidopexie). Besteht der Verdacht, dass das geschilderte Problem (z. B. akuter Harnverhalt) möglicherweise mit einer bestehenden Phimose zusammenhängt, müssen trotzdem andere Ursachen für dieses Problem vor einer Zirkumzision zwingend ausgeschlossen werden!

▷ **Merke**

1. Das Präputium ist ein physiologischer Bestandteil des männlichen äußeren Genitales.
2. Seine Entfernung bedarf der medizinisch begründeten Indikationsstellung.

Nimmt ein Arzt an einem nicht einwilligungsfähigen Jungen eine medizinisch nicht indizierte Zirkumzision vor, wirkt die Einwilligung der Personensorgeberechtigten nicht rechtfertigend, selbst wenn religiöse Gründe angeführt werden. Ohne wirksame Einwilligung ist die Körperverletzung rechtswidrig. Solange die Rechtslage gerichtlich nicht geklärt ist, sollte der Arzt die Vornahme einer medizinisch nicht indizierten Zirkumzision ablehnen. Andernfalls besteht die Gefahr, dass er sich wegen Körperverletzung nach § 223 StGB strafbar macht (Stehr et al. 2008).

An dieser Stelle weise ich ausdrücklich hin auf die Quellen:

1. DAKJ 2017
2. Bundesforum Männer 2017
3. Franz 2019

Operative Eingriffe bedürfen einer klaren medizinischen Indikation. Alles andere ist medizinisch gesehen unethisch! Die Beschneidung ist kein Eingriff, der nach „Lust, Laune und Gusto" des Arztes und auf Anweisung der Eltern vorgenommen werden kann! Eine Übernahme der Kosten für eine rituelle Beschneidung durch die Krankenkassen ist abzulehnen, da hier keine medizinischen Gründe vorliegen. Die Leistungen der Krankenkassen richten sich – und sollten sich immer richten – nach der medizinischen Begründbarkeit einer Maßnahme. Alles andere öffnet der – leider weit verbreiteten – paramedizinischen Scharlatanerie Tür und Tor.

Therapie der Paraphimose

Die Reposition kann in vielen Fällen nach adäquater Applikation eines Lokalanästhetikums ohne Narkose durchgeführt werden und erfolgt durch Auspressen des Ödems mittels umschließendem Fingerdruck und vorsichtigem Zurückschieben der Glans durch den engen Vorhautring. Alternativ kann eine schmerzarme Reposition mittels einer mit physiologischer Kochsalzlösung getränkten Kompresse nach manuellem Auspressen des Ödems über 5 bis 10 min erzielt werden. Gelegentlich wird die Reposition aber nur in regionaler Anästhesie (Peniswurzelblock) oder Vollnarkose toleriert. Nur in länger bestehenden und seltenen Fällen ist die dorsale Inzision des Präputiums erforderlich. Versagt im weiteren Verlauf eine lokale Steroidbehandlung infolge starker Vernarbung, ist ggf. eine spätere Zirkumzision indiziert (s. o.) (S2k-Leitlinie Phimose und Paraphimose bei Kindern und Jugendlichen Version 6.0.).

Was sollten Sie wissen?

- „Physiologische Phimose" = Vorhautenge bei 96 % der männlichen Neugeborenen
- Auflösung der „physiologischen Phimose" in der Regel zwischen dem 3. und 5. Lebensjahr, kann sich bis in die Pubertät hinziehen
- Die topische Behandlung mit einer kortikoidhaltigen Salbe 1–2 × täglich über vier Wochen steht an 1. Stelle mit einer hohen Erfolgsrate. Hernach sollte weiterhin im Rahmen von tgl. Hygienemaßnahmen die vollständige Retraktion der Vorhaut beibehalten werden, damit es nicht zur erneuten Einengung kommt! Echte (primäre) Phimosen sind selten!
- Rezidivierende Balanitiden beim Säugling oder Kleinkind sind zunächst keine Indikation zur Zirkumzision. Die meisten Zirkumzisionen werden ohne rechtfertigende medizinische Indikation durchgeführt, oftmals sogar im Rahmen anderer operativer Eingriffe
- Eine Zirkumzision bedarf – wie jeder medizinische Eingriff – einer medizinisch eindeutigen Indikation (siehe Text)
- Aufgrund der existierenden Literatur sollte eine Aufklärung über potenzielle psychische Komplikationen der Zirkumzision erfolgen. Ebenso finden sich Hinweise, dass Beeinträchtigungen sexueller Funktionen und des sexuellen Erlebens mögliche Konsequenzen der Beschneidung sein können (S2k-Leitlinie Phimose und Paraphimose bei Kindern und Jugendlichen Version 6.0.).

Beispiel Kurt

Bei Kurt konnte erfolgreich eine Cortisonsalbenbehandlung durchgeführt werden. Bei Kontrolle nach 4 Wochen gelang ihm das Zurückstreifen der Vorhaut problemlos. Er wurde instruiert bzgl. der täglichen Hygiene, die gleichzeitig die Vorhaut weit hält (Stier und Lichtenheldt 2013 – Broschüre „Mann-oh-Mann" siehe oben).◄

Hodenhochstand (Maldescensus testis) 5

Fallbeispiel

Mehmet, 16 Jahre: Mehmet kommt in die Praxis und möchte eine gründliche Untersuchung. Es findet sich u. a. ein männliches Genitale (G4–5), ein unauffälliger Hoden rechts (15 ml Orchidometer) und ein fehlender Hoden links.◄

Fragestellung

- Wo ist der linke Hoden?
- War er jemals tastbar?
- Gibt es Hinweise für eine Operation?
- Wie sieht das Skrotum aus?
- Liegt ggf. ein primärer oder ein sekundärer Hodenhochstand vor?
- Gibt es weitere Pathologie im Bereich der ableitenden Harnwege?

Definition

Als Hodenhochstand wird eine Lageanomalie des Hodens bezeichnet, wenn der Hoden dauerhaft nicht im Skrotum liegt bzw. dort tastbar ist, oder nur manuell in das Skrotum gedrückt werden kann, nach Loslassen aber sofort wieder aus dem Skrotum gezogen wird (Gleithoden). Man spricht dann auch von einem Maldescensus testis.

B. Stier und G. Kornhäusel, *Manual Jungenmedizin II – von Phimose bis Klinefelter-Syndrom*, essentials, https://doi.org/10.1007/978-3-662-68331-6_5

Vorkommen

Der Hodenhochstand ist die häufigste kongenitale Anomalie des Urogenitaltrakts und wird bei 0,7–3 % der reifgeborenen Jungen sowie bei bis zu 30 % der Frühgeborenen beobachtet. In den meisten Fällen kommt es zum spontanen Deszensus in den ersten 6 Monaten post partum (ca. 80 %).

Behandlungsbedürftig

- **Kryptorchismus:** nicht tastbarer Hoden. Ursachen können sein: Hodendystopie, Hodenatrophie oder eine Hodenagenesie.
- **Retentio testis abdominalis** (Bauchhoden): der Hoden liegt intraabdominell und ist nicht zu tasten.
- **Retentio testis inguinalis** (Leistenhoden): im Bereich der Leiste. Der Hoden kann nicht in das Skrotum verlagert werden.
- **Retentio testis präscrotalis** (Gleithoden, englisch: sliding testicle): liegt oberhalb des Skrotums vor dem äußeren Leistenring. Er kann manuell in das Skrotum verlagert werden, gleitet aber sofort – nach dem Repositionsversuch – wieder zurück.
- **Hodenektopie:** der Hoden liegt außerhalb des physiologischen Deszensuswegs. Die Ursache liegt in einer Fehlinsertion des Gubernaculum testis. Die häufigste Form, die inguinal-epifasziale Ektopie (ca. 70 %), kann palpatorisch mit dem Leistenhoden verwechselt werden. Daneben findet sich die penile (an der Peniswurzel), femorale, transversale und perineale Ektopie (AWMF Leitlinie Hodenhochstand 2016 – z. Zt. überarbeitet).

Darüber hinaus spielt es sowohl für die Diagnostik wie auch für die Therapie eine entscheidende Rolle, ob es sich um einen unilateralen oder bilateralen Maldeszensus testis handelt.

Nicht behandlungsbedürftig

- Pendelhoden (englisch: retractile testicle): Normvariante. Ein überschießender Kremasterreflex wird als Ursache gesehen

> **Merke**
> Bei im Jugendalter „entdecktem" Hodenhochstand handelt es sich meist um ehemalige Pendelhoden, die infolge der sekundären Aszension (durch unzureichendes Längenwachstum des Funiculus) zu Gleithoden wurden. Dies ist bei ca. 1,5 % der Pendelhoden zu

beobachten. Diese Wandlung vom Pendelhoden (engl. retractile testicle) zum Gleithoden (engl. sliding testicle) geht nicht mit einem Primärschaden einher.

Differenzialdiagnostisch ist v. a. bei beidseitigem Hodenhochstand an eine Erkrankung aus dem Formenkreis der „differences of sex development" (DSD) zu denken.

Risikostratifizierung

Primärschaden: primär mangelnder Hodendeszensus, der sowohl isoliert wie auch infolge genetischer Erkrankungen und Syndrome auftreten kann. Es besteht eine primäre Schädigung der Keimzellen. In Abhängigkeit der Ursache bzw. des Ausmaßes (einseitig, beidseitig) kann die Fertilität mehr oder weniger stark gestört sein. Es besteht eine erhöhte Malignitätsrate, die mit dem Zeitraum der Fehllage korreliert – je länger, desto höher. Die Operation an sich hat darauf keinen Einfluss, wohl aber ihr Zeitpunkt.

Sekundärschaden: Überwärmung durch Lageanomalie mit Störung der Spermiogenese. Wenn keine Korrektur erfolgt, nimmt die Zahl der Geschlechtszellen bis zur Pubertät stetig ab und kann demzufolge zu Fertilitätsstörung führen. Es besteht beim erworbenen Gleithoden (Pendelhoden = > Gleithoden) kein erhöhtes Malignomrisiko (soweit bisher bekannt).

Ursachen können sein:

- Isoliert ohne zusätzliche Auffälligkeiten
- Teilbefund im Rahmen genetischer oder syndromaler Erkrankungen (z. B. Kallmann-Syndrom)
- Chromosomale Störungen in bis zu 5 % der Fälle bei nicht-syndromalem Hodenhochstand (Humangenetische Abklärung erforderlich)
- Sekundäre Hoden-Aszension mit einem Gipfel um das 7. Lebensjahr bis zur Pubertät bedingt durch Dissoziation des Körperwachstums und Wachstums des Samenstranges (Gleithoden). In 2–45 % der Fälle wird der Pendelhoden zum Gleithoden. Eine Schädigung des Hodenparenchyms (sekundär?) wird diskutiert.
- Nach Operation einer Leistenhernie durch mechanische Hodenfixation im Narbenbereich

> **Merke**

- Es heißt „URO-Genitaltrack". Durch die Embryologie des Uro-genitaltraktes ergibt sich, dass Fehlbildungen im Urotrakt überproportional mit Fehlbildungen im Genitaltrakt einhergehen (und umgekehrt). Diese sollten bedacht und – ggf. sonographisch – ausgeschlossen werden.
- Wenn beidseitig die Hoden weder tastbar noch sonographisch nachweisbar sind, soll ein Nachweis von Testosteron-produzierendem Hodengewebe einer operativen Exploration vorausgehen. Dies ist durch die einmalige Messung des Inhibin-B (sensitiver Marker für die Funktion von Sertolizellen – inzwischen Normwerte für Jugendliche vorhanden/besser als die FSH-Bestimmung) möglich.
- Falsch negative Befunde sind (im Falle einer 45,X0/46,XY-Gonadendysgenesie) trotz vorhandenem Hodengewebe beschrieben, sodass eine laparoskopische Abklärung in jedem Fall indiziert ist. Alternativ kann mit dem hCG-Stimulationstest der Nachweis von Testosteron-produzierendem Hodengewebe gelingen. Die Gabe von 5.000 IE/m2 KO, intramuskulär injiziert, ist ausreichend, um Hodengewebe nachzuweisen. Der Anstieg des Testosterons kann nach 72 oder 96 h gemessen werden. Ein Anstieg um das 10- bis 20-fache des Ausgangwertes gilt als positiv.

(siehe: S2kHodenhochstand – Maldescensus testis– z.Zt. überarbeitet).

Von den behandlungsbedürftigen Formen der Retentio testis ist als Normvariante der Pendelhoden abzugrenzen. Der Pendelhoden sollte jährlich kontrolliert werden, da in ca. 2–45 % (S2k Hodenhochstand – seit 2021 abgelaufen – z.zt. in Bearbeitung) der Fälle im Wachstumsverlauf eine sekundäre Aszension auftreten kann (→ Gleithoden). Ein primärer Gleithoden (Retentio testis präscrotalis - Cave: Primärschaden) sollte immer therapiert werden und spätestens um den 1. Geburtstag im Skrotum liegen. Eine Hormontherapie oder Operation ist beim Pendelhoden nicht indiziert. Hingegen sollte ein Gleithoden wegen der Gefahr des Sekundärschadens immer einer Orchidopexie zugeführt werden. Spätestens zum Ende der Pubertät ist eine Aszension nicht mehr möglich und weitere Kontrollen sind nicht mehr erforderlich. Beim Pendelhoden liegt weder ein Primär- noch ein Sekundärschaden vor.

> **Merke**
> Epidemiologische Risikofaktoren für die Entwicklung von Hodenkrebs sind Bestandteile des Hodendysgenesie-Syndroms, des Kryptorchismus, Hypospadie, verminderte Spermatogenese und Sub- oder Unfruchtbarkeit, familiäre Vorgeschichte von Hodenkrebs bei Verwandten ersten Grades und das Vorhandensein eines kontralateralen Tumors oder Carcinoma in situ umfasst.

Stellenwert in der Grundversorgung (Hensel und Wirth 2014 – neuere Daten nicht verfügbar) – vergl. auch Hrivatakis 2014

- Von 1850 Jungen mit primärem Hodenhochstand wurden 81 % nach dem vollendeten ersten Lebensjahr, **also nicht leitliniengerecht, operiert.**
- Nach Änderung der Leitlinie (2010) waren 72 % (vorher 79 %) der Kinder zum Operationszeitpunkt älter als 2 Jahre und immerhin noch 32 % (vorher 45 %) über 5 Jahre
- Leitliniengerechte OP vorgenommen:
  - mit kinderchirurgischer Abteilung (29 %)
  - ohne kinderchirurgische Abteilung (17 %)
- Niedergelassene Pädiater: 45 % waren sich des verzögerten OP-Zeitpunktes nicht bewusst. **Fazit:** „Die publizierten Studien und aktuellen Daten zeigen, dass die Behandlung von Jungen mit einem Hodenhochstand weiter optimiert werden muss. Die Anzahl von leitliniengerecht bis zum vollendeten ersten Lebensjahr abgeschlossenen Behandlungen zeigt offenbar eine steigende Tendenz, liegt aber insgesamt noch deutlich zu niedrig."

Eine Folgeuntersuchung hat es bislang leider nicht gegeben.

Je länger der primäre Hodenhochstand besteht, desto größer ist die Wahrscheinlichkeit der Entartung. Das Risiko für ein Hodenkarzinom bei ehemals bestandenem Hodenhochstand mit Primärschaden ist im Vergleich zur Normalbevölkerung um das 1,5- bis 7,5-Fache erhöht. Bei durchgeführter Orchidopexie nach dem 10. Lebensjahr steigt dieses Risiko auf das 2,9- bis 32-Fache an! Die Häufigkeit der malignen Entartung wird durch die Operation selbst nicht beeinflusst.

> **Merke**
> Aufgrund mangelnder Kenntnis, mangelnden Behandlungsmöglich-
> keiten oder Tabuisierung des Genitalbereichs ist damit zu rechnen,
> dass vermehrt jugendliche Migranten mit dem Problem des Hoden-
> hochstands in unsere medizinische Betreuung kommen. Nicht nur
> durch die nach wie vor bestehenden Unsicherheiten in der Behand-
> lung (s. o.) hat das Thema des Hodenhochstands im Jugendalter
> damit vermehrt klinische Relevanz.

Diagnose/Differenzialdiagnose
Formen des Hodenhochstands
Formen des Hodenhochstands (siehe S2k Hodenhochstand – seit 2021 abge-
laufen – z.Zt. in Bearbeitung)

- Retentio testis (R.t.):
  - R.t. abdominalis (Bauchhoden)
  - R.t. inguinalis (Leistenhoden)
  - R.t. präscrotalis (Gleithoden)
- Hodenektopie
  - Präfasziale Hodenektopie
  - Ektopia penilis
  - EKtopia perinealis
  - Ektopia femoralis
- Pendelhoden
  - Normvariante – überschießender Kremasterreflex

Eine differenzialdiagnostische Herausforderung ist die Unterscheidung des maldes-
zendierten Hodens vom Gleithoden bzw. Pendelhoden. Störungen der Geschlechtsentwicklung (differences of sex differentation – DSD) sollten entsprechend
AWMF-Leitline „Varianten der Geschlechtsentwicklung 7/2016" – abgelaufen
2021 – abgeklärt werden.

Therapie
(Abb. 5.1):
   Ziel ist:

- eine frühzeitige Verlagerung des Hodens in das Skrotum zur Verhinderung des
  Sekundärschadens am Hoden. Spätestens zum 1. Geburtstag sollte der Hoden im
  Skrotum sein!

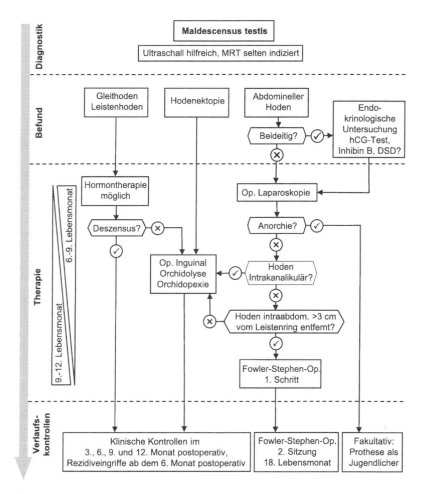

Abb. 5.1 Handlungsempfehlung gemäß der Leitlinie Hodenhochstand. (Nach Schmittenbecher 2015 – z.Zt. überarbeitet)

- einen vorher nicht tastbaren Hoden der klinischen Untersuchung zugänglich machen

Therapie im 1. Lebensjahr nach dem 6. Lebensmonat:
- Hormontherapie nur bei Gleithoden im 1. Lebensjahr: Die Hormontherapie mit dem Ziel, einen Descensus zu erreichen, kann mit der isolierten Gabe von GnRH (3-mal 400 µg/Tag als Nasenspray über 4 Wochen), von hCG (1-mal 500 IE wöchentlich als Injektion über 3 Wochen) oder als kombinierte Therapie mit GnRH mit der nachfolgenden Gabe von hCG erfolgen (positiver Effekt auf die Keimzellentwicklung).
- Die Erfolgsrate der Hormontherapie für einen Descensus liegt bei ca. 20 %. Die Erfolgsrate ist umso höher, je näher der Hoden am Skrotum liegt. Für GnRH beträgt sie 21 % (werden Pendelhoden – die keiner Therapie bedürfen – ausgeschlossen, nur 12 %; werden abdominal gelegene Hoden ausgeschlossen 45 %), für hCG 19 % (13–25 %) und Placebo ca. 4 %. Eine erneute Aszension des Hodens tritt bei ca. 25 % der Patienten auf. Eltern sollen über die niedrige Erfolgsrate aufgeklärt werden.
- Bei ausbleibendem Erfolg anschließend Orchidopexie.
- Die Behandlung sollte mit dem 1. Geburtstag abgeschlossen sein (spätestens bis 18. LM). Je frühzeitiger die Therapie erfolgt, desto geringer ist die Beeinträchtigung der Fertilität und die Gefahr der malignen Entartung (Radmayr et al. 2023).
- Bei der niedrigen Erfolgsrate der Hormontherapie ist es sehr fraglich, ob sie in der zukünftigen Leitlinie noch empfohlen wird. Eine kürzlich durchgeführte Meta-Analyse von sieben randomisierten klinischen Studien kam zu dem Schluss, dass die Hormontherapie nicht wirksamer war als Placebo (Leslie et al.2021).

Therapie nach dem 1. Lebensjahr: Orchidopexie (eine Hormontherapie ist nicht mehr indiziert!).

▶ **Merke**

- Eine kürzlich durchgeführte Meta-Analyse von sieben randomisierten klinischen Studien kam zu dem Schluss, dass die Hormontherapie nicht wirksamer war als Placebo (Leslie et al.2021).
- Jungen sollten zur weiteren Beurteilung an einen Kinderurologen/ Kinderchirurgen überwiesen werden, wenn der Hoden nicht bis zum sechsten Lebensmonat (ggf. korrigiertes Alter) in loco typico liegt.
- Nach erfolgter Orchidopexie sollen nach 2 Wochen und dann im Abstand von 3–6 und 12 Monaten Kontrollen der Hodenlage

und der Hodengröße stattfinden (Tastbefund und sonographische Untersuchung). Wenn das operative Ergebnis (Lage des Hodens) nach 6 Monaten nicht befriedigend ist, sollte eine Wiedervorstellung und ggf. eine Re-Operation vereinbart werden.

- Bei richtiger Diagnose und Behandlung ist die Prognose ausgezeichnet. Hodenkrebsrisiko und Unfruchtbarkeit bleiben im Vergleich zur Allgemeinbevölkerung etwas erhöht.

Was sollten Sie wissen?

- Eine Behandlung sollte bis zum 1. Geburtstag abgeschlossen und beide Hoden im Skrotum liegen
- Ein Spontandeszensus ist jenseits des 1. Halbjahres kaum noch zu erwarten
- Primärschaden: mangelnder Hodendeszensus, Fertilitätsstörung, erhöhte Malignitätsrate des betroffenen sowie auch des kontralateralen Hodens
- Sekundärschaden: durch Belassen in der Fehlposition
- Keine Hormontherapie nach dem 1. Geburtstag!
- Pendelhoden bedürfen der regelmäßigen Kontrolle → Gleithoden? → Sekundärschaden! Tritt ein Gleithoden in Folge der sekundären Aszension auf, sollte er baldmöglichst der Orchidopexie zugeführt werden. Jenseits der Pubertät ist eine Entwicklung zum Gleithoden nicht mehr gegeben. Bei Pendelhoden besteht zusätzlich ein erhöhtes Torsionsrisiko.
- Regelmäßige Selbstuntersuchung nach dem 15. Lebensjahr sind erforderlich (besonders bei Z.n. primärem Hodenhochstand wegen des grundsätzlich bestehenden erhöhten Entartungsrisikos). Dies dient zur frühzeitigen Entdeckung potenzieller Hodenmalignome. Jede, insbesondere schmerzlose Vergrößerung sowie Konsistenzänderung in einem Hoden ist ein Grund zur weiteren medizinischen Abklärung. Das Risiko maligner Entartung steigt bei bestehendem Hodenhochstand deutlich nach der Pubertät an. Die korrekte naturgegebene Lage der Hoden und der Zeitpunkt der ggf. notwendigen Therapie, um diese zu erzielen, haben entscheidenden Einfluss auf Fertilität und das Malignomrisiko (Shin und Jeon 2020)
- Bei intraabdomineller Lage ist die Laparoskopie die Methode der Wahl

- Syndromale Erkrankungen besonders bei beidseitigem Hodenhochstand bedenken
- Kontrolle des OP-Erfolges nach 2 Wochen und dann im Abstand von 3–6 und 12 Monaten im 1. postoperativen Jahr, um Rezidive oder sich entwickelnde Hodenatrophien zu erfassen.
- Hodenbiopsien bei Hodenhochstand sind routinemäßig nicht indiziert

Beispiel Mehmet

Mehmet erlitt im Heimatland im Alter von 8 Jahren eine Hodentorsion links. Der Hoden wurde entfernt. Der rechte Hoden war sonografisch unauffällig. Mehmet konnte dahingehend beruhigt werden, dass seine Fertilität nicht gestört sei (sein eigentliches Problem). Außerdem wurde er bezüglich der Möglichkeit einer Hodenprothese-Implantation aufgeklärt.◄

Hypospadie

Fallbeispiel

Philipp hat seit kurzem eine Freundin. Er war bisher noch nie in der Praxis, hat aber gehört ... „Bei meinem Glied ist etwas anders als bei meinen Freunden ...".◄

Fragestellung

- Was ist anders?
- Beschwerden/Erektionsbeschwerden (deutet auf Frenulumverkürzung/Penisdeviation hin)
- Sexualkontakt?

Definition

Es handelt sich um eine Fehlbildung des Penis mit inkompletter Entwicklung der Urethra und fehlendem Schluss der Vorhaut, die als dorsale Schürze imponiert. Zusätzlich besteht eine Fehlbildung des Corpus spongiosum urethrae. In ca. 70 % auch der weniger ausgeprägten Formen besteht eine Penisdeviation (Peniskurvatur). Der Meatus befindet sich an der Unterseite der Glans, der Koronarfurche, des Penisschafts, am Skrotum oder am Perineum (im Gegensatz zur sehr seltenen Epispadie, hier befindet sich der Meatus urethrae auf der Dorsalseite des Penis). Die Hypospadie ist Folge einer Entwicklungshemmung in der 9. bis 13. Schwangerschaftswoche.

Die Originalversion des Kapitels wurde revidiert. Ein Erratum ist verfügbar unter https://doi.org/10.1007/978-3-662-68331-6_10

B. Stier und G. Kornhäusel, *Manual Jungenmedizin II – von Phimose bis Klinefelter-Syndrom*, essentials, https://doi.org/10.1007/978-3-662-68331-6_6

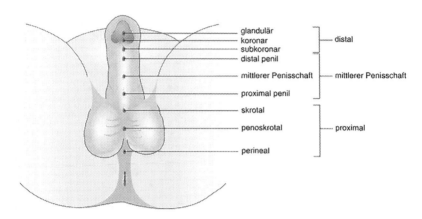

Abb. 6.1   Einteilung der Hypospadie. (nach Stein 2016)

(Abb 6.1 siehe auch z. B. https://commons.wikimedia.org/wiki/Hypospadias).
Assoziierte Fehlbildungen sind z. B. der Hodenhochstand, Hydrozelen und ingui-
nale Hernien. Die Hypospadie kommt auch in Verbindung mit diversen Syndromen
und im Zusammenhang mit Varianten der Geschlechtsentwicklung vor (Stein 2016).
Fehlbildungen der Nieren und ableitenden Harnwege (ca. 3 %) müssen besonders
bei proximalen Hypospadien bedacht werden.

CAVE: Es heißt „URO-Genitaltrack" → Fehlbildungen im Urotrakt gehen
überproportional mit Fehlbildungen im Genitaltrakt einher (und umgekehrt) → sonografisch Fehlbildungen ausschließen.

Bei Vorliegen verschiedener kongenitaler Organdefekte in Verbindung mit einer
Hypospadie sollte grundsätzlich eine zugrunde liegende syndromale Erkrankung
(z. B. Leopard-Syndrom und Opitz-Syndrom) bzw. ein genetischer Defekt bedacht
werden. Je proximaler der Meatus liegt, desto häufiger sind Begleitanomalien und
sollten – ggf. sonografisch – ausgeschlossen werden. Allerdings ergibt sich – insbesondere im Hinblick auf distale Hypospadien – nicht die Notwendigkeit zur
sonografischen Routinediagnostik (DGKCH und DGU 2021).

Auch sollte ggf. an teratogene Medikamentenwirkungen gedacht werden. So
sind z. B. typisch für Valproinsäure die erhöhte Rate an Herzfehlern, Hypospadien,
Nieren- und Extremitäten Fehlbildungen sowie Neuralrohrdefekten (3 %). Auch bei
schlecht eingestellter maternaler Phenylketonurie kann beim Kind eine Hypospadie
auftreten.

Vorkommen

Die Inzidenz von Hypospadien liegt in Europa bei ca. 1:300 und scheint in den letzten 20 Jahren relativ konstant geblieben zu sein. Diskutiert werden bei einer familiären Häufung von 5–10 % genetische, aber auch endokrinologische Faktoren. So findet sich bei 6–8 % der Knaben eine Hypospadie, wenn der Vater betroffen war, und in bis zu 14 % bei Geschwistern. Bei monozygoten Zwillingen ist das Risiko für den Bruder um das 8,5-Fache erhöht, wobei hier insbesondere der mit dem geringeren Geburtsgewicht betroffen ist (Stein 2016). Insgesamt wird eine multifaktorielle Genese angenommen. Neben endokrinen Störungen und Gen-Mutationen werden auch Umweltfaktoren verantwortlich gemacht, Beweise gibt es jedoch nicht. U.a. stehen auch Dioxine, Pestizide und Phyto-Östrogene (z. B. Soja) als (Mit-) Verursacher in Verdacht (Stier und Schmittenbecher 2013). Peniswachstum und die Bildung der Urethralöffnung sind hormonabhängige Prozesse (Hiort 2014, Hiort und Brandis 2014, Queißer-Wahrendorf und König 2014).

Die Ausprägung der Hypospadie wiederum ist abhängig von der Hemmung der Verschmelzung der Urethralfalten. Ein intrauteriner Androgenmangel ab der 14. Schwangerschaftswoche (SSW), welche der kritischen Phase der Morphogenese der Urethra entspricht, wird als ursächlich angenommen (Pichler et al. 2013). Zusätzlich besteht eine Fehlbildung des Corpus spongiosum urethrae. Bei ca. 70 % auch der weniger ausgeprägten Hypospadien besteht eine Penisdeviation.

Stellenwert in der Grundversorgung

„Hypospadias – Shockingly common, the cruel genital birth defect thousands of men have – but never talk about", so der Titel eines Artikels von Lois Rogers (2014). In der Tat haben wir es hier mit einem Krankheitsbild zu tun, welches, besonders in südlichen Breitengraden, häufiger tabuisiert und daher seltener einer zeitgerechten Therapie zugeführt wird. Es ist damit zu rechnen, dass wir auch im nördlichen Europa daher wieder häufiger bei Jugendlichen damit konfrontiert werden. Genaue Zahlen über das Vorkommen bei Jugendlichen liegen z.Zt. nicht vor. Auch bei frühzeitig operierten Patienten mit Hypospadie gibt es Kontroversen bzgl. psychosexueller Beeinträchtigung sowie Beeinträchtigung der Partnerschaft und des Sexuallebens.

Klinisches Erscheinungsbild/Diagnose/Differenzialdiagnose

Die Hypospadiediagnose ist eine Blickdiagnose. Die im deutschsprachigen Raum gebräuchliche Klassifikation der Hypospadie erfolgt basierend auf der anatomischen Position der Harnröhrenöffnung nach kompletter Freilegung des Penis und der Urethra (DGKCK und DGU 2021):

- **Distale-anteriore Hypospadie**: Meatus befindet sich an der Glans oder am distalen Penisschaft (häufigste Form (70–80 %) – meist als isolierte Fehlbildung)
- **Mittlere Hypospadie** (ca. 15–20 %): Meatus befindet sich penil zwischen dem penoskrotalen Übergang und dem distalen Penisschaftdrittel
- **Proximale-posteriore Hypospadie** (selten): Meatus befindet sich penoskrotal, skrotal oder perineal

Sonderformen:

- **Hypospadia sine Hypospadia**: Meatus befindet sich orthotop glandulär und ist normal konfiguriert. Aber es liegt eine ausgeprägte Deviation des Penisschaftes sowie eine mehr oder weniger ausgeprägte dorsale Vorhautschürze vor
- **Megalomeatus**: Meatus befindet sich orthotop glandulär, ist aber wesentlich zu groß und reicht proximal an die Kranzfurche

> **Merke**
> Bei allen Patienten mit beidseitigem Hodenhochstand und Hypospadie muss zwingend eine Variante der Geschlechtsentwicklung ausgeschlossen werden. Insbesondere bei den proximalen Formen – aber auch bei distalen Formen, die mit einem Kryptorchismus assoziiert sind – finden sich in bis zu 30 % Anzeichen einer Störung der sexuellen Differenzierung, beim bilateralen Kryptorchismus in Assoziation mit einer Hypospadie sogar in fast 50 % (Stein 2016).

Diagnosen und Differenzialdiagnosen:
Bei distaler Hypospadie ist keine weitere Diagnostik erforderlich. Im Falle einer stärkeren Ausprägung des Befundes (z. B. proximale Hypospadie) sollte eine erweiterte Diagnostik durchgeführt werden (z. B. Ultraschall der ableitenden Harnwege), Hormondiagnostik, Karyogramm (bei V. auf DSD). Die meisten Hypospadie-Patienten sind schon bei der Geburt leicht zu diagnostizieren (mit Ausnahme der Megameatus-Intakt-Vorhautvariante, die nur nach Rückzug der Vorhaut zu sehen ist). Die Diagnose beinhaltet eine Beschreibung der lokalen Befunde. Die diagnostische Bewertung umfasst auch eine Untersuchung auf die damit verbundenen Anomalien.

Die Hypospadie geht häufig mit einer Krümmung des Penisschaftes, einer Meatusstenose (Verengung der äußeren Harnröhrenmündung), einer Vorhautschürze oder einem Hodenhochstand (Maldeszensus testis) einher. Symptome ergeben sich primär durch die Lage des Meatus. Eine Meatusstenose (Verengung der äußeren Harnröhrenmündung) ist allerdings selten.

Die Hypospadie kann für den Jungen und die Eltern eine große psychologische Belastung darstellen. Die Konfliktkonstellation beginnt nach der Geburt bei der Diagnosestellung. Das Internet mit der ungefilterten und unbegrenzten Verfügbarkeit von oftmals widersprüchlichen Informationen stellt einen wesentlichen Verunsicherungsfaktor dar. Trotz der relativen Häufigkeit der Hypospadie ist die Erkrankung bei Eltern fast unbekannt oder wird tabuisiert (wichtig: kinderchirurgisches / kinderurologisches Konsil schon in der Geburtsklinik).

Jedwede Hypospadie bei allen Formen von Gonadendysgenesie ist als ein Zeichen männlicher Geschlechtszugehörigkeit zu betrachten. Proximale Hypospadien sollten vor allem in Kombination mit Hodenhochstand immer einer erweiterten Diagnostik zugeführt werden. Dies sollte in einem Zentrum geschehen und interdisziplinär (Pädiater, päd. Endokrinologe, Radiologe, Kinderurologe/-chirurg) angelegt sein. Es gilt dabei, alle möglichen Formen von Begleitfehlbildungen, Syndromen und einer DSD auszuschließen.

Therapie

Die Behandlung der Hypospadie ist operativ und hat zum Ziel, ein funktionelles und kosmetisch optimales Ergebnis zu erhalten. Die operative Korrektur sollte spätestens im 2. LJ (optimal 9.–12. LM) stattfinden. Unter Berücksichtigung kinderpsychologischer Faktoren ist der beste OP-Zeitpunkt um den 1. Geburtstag herum. Da zur Korrektur Vorhautmaterial benutzt wird, sollte unbedingt eine Beschneidung verhindert werden (z. B. muslimische und jüdische Bevölkerung). Eine lokale Vorbehandlung mit Dihydrotestosteron-Gel/-Creme senkt die Komplikationsrate.

Eine **Operationsindikation** ist gegeben bei (gemäß DGKCH und DGU 2021):

- allen mittleren und proximalen Hypospadien,
- den distalen Formen mit einer Meatusstenose, Penisverkrümmung oder/und Penistorsion.

Der **optimale Zeitpunkt der Operation** wird wesentlich beeinflusst durch:

a) Risiken der Anästhesie
b) dem sogenannten therapeutischen Fenster

Zu a) In der aktuellen Leitlinie (DGKCH und DGU 2021) besteht darüber 100 % Konsens, dass das Anästhesierisiko umso höher ist, je jünger das Kind ist. Ein in Kinderanästhesie erfahrener Anästhesist, geschultes Kinderpflegepersonal sowie eine adäquate Organisation und Infrastruktur ermöglichen es, das perioperative Risiko zu minimieren und auch Säuglinge sicher zu versorgen.

Zu b) Es besteht überwiegend Konsens, dass aufgrund der Datenlage der zu bevorzugende Zeitpunkt für die Hypospadie-Operation zwischen dem 11. und 18. Lebensmonat liegt (DGKCH und DGU 2021).

Operationsziele sind (DGKCH und DGU 2021)

- glanduläre Lage des Neomeatus bei geschlossener Glans mit ungeteiltem, nach vorne gerichtetem Harnstrahl bei gutem Flow
- Aufhebung der Penisschaftdeviation oder –torsion auch bei Erektion
- ästhetisch ansprechender Aspekt, ggf. mit Skrotalplastik und Aufhebung der penoskrotalen Transposition
- normale spätere Sexualfunktion

> **Merke**
> Hypospadie-Operationen nach der Pubertät weisen eine höhere Komplikationsrate auf (DGKCH und DGU 2021). Erhoffte und objektiv zu erwartende operative Ergebnisse müssen auch im Langzeitverlauf mit den Eltern und, je nach Alter, mit den Betroffenen besprochen und gegen mögliche Komplikationen abgewogen werden. In die Indikationsstellung sollte grundsätzlich auch die zu erwartende psychologische Belastung des Jungen (Kindes) durch das auffällige Genitale einfließen.

Die häufigsten Komplikationen nach Hypospadie-Reparatur sind (ergänzt nach Keays und Dave 2017):

- Urethrokutane Fistel
- Meatusstenose,
- Urethrastenose
- Dehiszenz der Glans penis, Urethradehiszenz, Urethrales Divertikel
- Kosmetische Probleme (Hautschürzen, Narben etc.)
- Haaranteile in der Urethra (nach Transplantation von Penisschaft- oder Skrotalhaut)
- Peniskurvaturen
- Persistierende Penoskrotale Transposition
- Irritierende Symptome beim Urinieren, sprühender Urinstrahl
- Erektile Dysfunktion
- Lichen sclerosus der Urethra

Eine nicht-korrigierte Hypospadie im Jugendalter ist bislang selten und bedarf der umgehenden urologischen Behandlung. Grundsätzlich ist eine Korrektur im Jugend- und Erwachsenenalter möglich, allerdings meist mit deutlich schlechterem Ergebnis und höherer Komplikationsrate.

Die rein biologische sexuelle Funktion nach Hypospadiekorrektur ist im Erwachsenenalter in der Regel nicht beeinflusst. Auch bei frühzeitig operierten Patienten mit Hypospadie gibt es Kontroversen bzgl. psychosexueller Beeinträchtigung sowie Beeinträchtigung der Partnerschaft und des Sexuallebens.

Nachsorge

Eine langzeitbegleitende Nachsorge ist bis zur Adoleszenz notwendig, um Harnröhrenstrikturen, Entleerungsstörungen und wiederkehrende Penisverkrümmungen, Divertikel und glanduläre Dehiszenz zu erkennen. Maximal 50 % der Komplikationen, die eine erneute Operation erfordern, treten im ersten Jahr nach der Operation auf, der Rest im Verlauf des weiteren Lebens.

Obstruktive Uroflowkurven sind nach Hypospadie-Korrektur üblich und obwohl die meisten klinisch nicht signifikant sind, ist eine langfristige Nachbeobachtung erforderlich. Der Urinfluss ist bei Patienten nach einer Hypospadie-Operation signifikant niedriger (Radmayr et al. 2023).

Was sollten Sie wissen?

- häufigste angeborene Fehlbildung des männlichen Genitales (1:300)
- Zeitpunkt der Korrektur idealerweise zwischen dem 11. bis 18. Lebensmonat (spätestens bis zum 2. Geburtstag)
- lokale Vorbehandlung mit Dihydrotestosteron-Gel/-Creme (senkt Komplikationsrate)
- Hypospadie im Jugendalter selten (umgehende urologischen Behandlung)
- Proximale Hypospadien (vor allem in Kombination mit Hodenhochstand) immer einer erweiterten Diagnostik zuführen
- Beeinträchtigung der Zeugungsfähigkeit bzw. des Geschlechtsverkehrs nach operativer Korrektur bedenken
- Hypospadie bei Eltern fast unbekannt oder wird tabuisiert!
- Psychosexuelle Beeinträchtigung – spätere Sexualkontakte möglich

• Bei gelungener Korrektur ist die biologische Sexualfunktion nicht
  beeinträchtigt

Jedwede Hypospadie, auch wenn nur ein klaffendes Praeputium vorliegt, sollte zumindest einmal dem Kinderurologen oder Kinderchirurgen
zugeführt werden, da Begleiterkrankungen wie Penisdeviation oder Meatusstenose primär nicht auszuschließen sind.

Beispiel Philipp

Nach erfolgter Diagnostik und Beratung wurde Philipp umgehend zur
kinderurologischen Behandlung überwiesen. Gegebenenfalls kann – wenn
gewünscht – auch ein Partnergespräch zur Erklärung des Befunds stattfinden.◄

Epispadie

Definition

Es handelt sich um eine Fehlbildung mit Spaltung der Harnröhre auf der Dorsalseite („Oberseite") des Penis mit variabler Ausprägung. Überwiegend treten Epispadien im Rahmen des Blasenekstrophie-Epispadie-Komplexes (BEEK) auf.

Vorkommen

Die Häufigkeit aller Epispadien (männliche und weibliche) wird mit 2–3 Patienten/ 100 000 Neugeborene angegeben. Geschlechtsverteilung: m:w ca. 4:1

Stellenwert in der Grundversorgung

Epidemiologische Daten deuten darauf hin, dass ein komplex genetischer bzw. multifaktorieller Erbgang zugrunde liegt. Bei einer positiven Epispadie-Familienanamnese scheint das Risiko für diese Fehlbildung bei der Nachkommenschaft erhöht zu sein.

Während die Einnahme von perikonzeptionellem Folat das Risiko schwerer Formen des Spektrums des Blasenekstrophie-Epispadie-Komplexes reduziert, ist das Risiko des Auftretens milderer Formen wie auch isolierten Epispadien nicht verringert [99]. Dies wird allerdings kontrovers diskutiert.

Klinisches Erscheinungsbild/Diagnose/Differenzialdiagnose

Die Epispadie ist eine seltene urogenitale Fehlbildung, die durch die Fehlbildung der Harnröhre gekennzeichnet ist und sich auf der dorsalen Seite des Penis befindet. Die Diagnose einer Epispadie ist bei Jungen eine Blickdiagnose und primär leicht zu stellen. Besonderes Augenmerk sollte auf die familiäre Anamnese gelegt werden. Fragen zu Kontinenz und Miktion sowie auf die Ausprägung der dorsalen Penisdeviation geben wichtige Hinweise.

B. Stier und G. Kornhäusel, *Manual Jungenmedizin II – von Phimose bis Klinefelter-Syndrom*, essentials, https://doi.org/10.1007/978-3-662-68331-6_7

Jungen mit einer Epispadie haben eine mehr oder weniger weit geöffnete Harnröhrenplatte auf der Dorsalseite des Penis. Sie wird allgemein als Bestandteil im Spektrum des BEEK angesehen. Isolierte Epispadien machen weniger als 10 % der gesamten Fälle von Epispadien aus. Die genaue Ursache der Epispadie ist immer noch unklar.

> **Merke**
>
> Die Epispadie ist für den Patienten und die Eltern eine große psychologische Belastung. Wegen des seltenen Vorkommens der Epispadie ist die Erkrankung bei Eltern fast immer unbekannt und die möglichen Konsequenzen für Kontinenz und Fertilität werfen grundlegende Fragen auf. Daher ist eine frühzeitige kinderurologische Beratung schon in der Geburtsklinik unbedingt sinnvoll, ggf. auch eine Beratung im interdisziplinären Team.

Einteilung der Epispadien

Penopubische Epispadie:
Der Meatus befindet sich proximal an der Peniswurzel, möglicherweise auch nicht am Penis, sondern in der Nähe des Schambeins an der Basis des Penis.

- Die Symphyse muss hierbei nicht unbedingt geschlossen sein.
- fließender Übergang in den meist nicht kompetenten Blasenhals

penile Epispadie:
Der Meatus befindet sich auf dem Penisschaft,

glanduläre Epispadie:
Der Meatus befindet sich auf der Glans penis, aber auf der Oberseite und nicht an der Standardstelle an der Penisspitze.

- Diese Form der Epispadie kann leicht übersehen werden.
- Meist liegt auch eine Verkrümmung des Penisschafts nach dorsal vor und die Vorhaut ist auf der dorsalen Seite des Penis nicht verschlossen.

Klinisch besteht eine dorsale Spaltbildung mit ausgeprägter Deviation des Penis. Nicht selten finden sich Leistenhernien. Bakteriurien bzw. Harnwegsinfektionen und Inkontinenz sind häufig, aber ein VUR (Vesikoureteraler Reflux) ist selten und ohne Konsequenz. Später – als Komplikation nach operativer Korrektur – kann es zu einer erektilen Dysfunktion kommen.

▶ **Merke**
Bei 90 % der Patienten mit Epispadie liegt eine Begleitfehlbildung vor. Daher sollte immer eine erweiterte Diagnostik primär mithilfe von Ultraschall der ableitenden Harnwege und des Genitales erfolgen.

Differenzialdiagnosen
Bisher konnte kein für den BEEK verantwortlicher Gendefekt identifiziert werden und assoziierte chromosomale Aberrationen oder genetische Syndrome wurden bisher nur in wenigen Kasuistiken beschrieben. Epidemiologische Daten deuten darauf hin, dass dem Krankheitsbild ein komplex genetischer bzw. multifaktorieller Erbgang zugrunde liegt.

Therapie
Die Behandlung der Epispadie ist operativ und hat zum Ziel, ein funktionelles und kosmetisch gutes Ergebnis zu erhalten. Ggf. betrifft dies auch die Rekonstruktion eines suffizienten Sphinkterapparats. Ziel ist ein adäquates äußeres Genitale, eine nach vorne gerichtete Miktion, bei den Jungen ein gerader Penis und eine Kontinenz für Urin. Bei der reinen Epispadie können die meisten Patienten eine normale Miktion erreichen. Es erfordert jedoch möglicherweise mehr als ein Verfahren, um dieses Ziel zu erreichen, abhängig von der Schwere des Problems und davon, ob die Blase betroffen ist.

Die sexuelle Funktion ist in der Regel nach Abschluss der Epispadiekorrektur normal, auch wenn zusätzliche operative Eingriffe erforderlich sind. Ähnlich wie bei der Blasenekstrophie benötigen Kinder nach Epispadiekorrektur eine lebenslange strukturierte postoperative Versorgung und Nachsorge.

▶ **Merke**
Eine Epispadiekorrektur sollte immer in einem kinderurologischen Zentrum mit großer Erfahrung durchgeführt werden.
Eine Einbindung in eine Selbsthilfegruppe ist unbedingt angeraten: www.blasenekstrophie.de

Testikuläre Mikrolithiasis (TM)

8

Daniel, 14 Jahre: kommt wegen ziehender Schmerzen in der rechten Leiste in die Praxis. ◄

Fragestellung

- Wann erstmals aufgetreten?
- Veränderungen an den Skrotalorganen bemerkt?
- Gibt es eine Vorgeschichte?

Definition
Die testikuläre Mikrolithiasis (Sternenhimmelphänomen des Hodens, vgl. Abb. 8.1) ist ein Befund bei der Sonografie-Untersuchung des Hodens. Die Ätiologie ist unklar. Mehrere Ursachen werden diskutiert wie u.a. ein Phagozytoseproblem der Sertoli-Zellen. Die TM verursacht keine Symptome. Es handelt sich immer um einen Zufallsbefund.

Vorkommen
Die Prävalenz von TM variiert in den bisherigen Daten, abhängig von der Studiengruppe, sehr stark, was sicher damit zu tun hat, dass es sich dabei um eine symptomlose Erkrankung handelt, die meist zufällig sonografisch entdeckt wird.

Die Originalversion des Kapitels wurde revidiert. Ein Erratum ist verfügbar unter
https://doi.org/10.1007/978-3-662-68331-6_10

© Der/die Autor(en), exklusiv lizenziert an Springer-Verlag GmbH, DE, ein Teil von Springer Nature 2023, korrigierte Publikation 2024
B. Stier und G. Kornhäusel, *Manual Jungenmedizin II – von Phimose bis Klinefelter-Syndrom*, essentials, https://doi.org/10.1007/978-3-662-68331-6_8

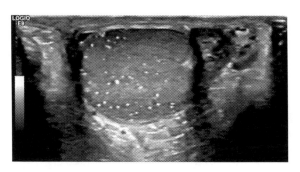

Abb. 8.1 Sternenhimmelförmige Mikrokalzifikationen im Hoden bei TM. (Mit freundlicher Genehmigung von G. Schweintzger, LKH Leoben, Österreich)

Bei symptomatischen Erwachsenen oszillierte sie zwischen 0,6 % und 9,0 % und bei Erwachsenen ohne Symptome von 2,4 % bis 5,6 %. Die Häufigkeit von TM beträgt bis zu 17,5 % bei Männern mit Klinefelter-Syndrom und 36 % bei Männern mit Down-Syndrom (Balawender et al. 2018). Die Häufigkeit der TM bei asymptomatischen pädiatrischen Patienten wird mit ca. 4 % angegeben, bei sehr großer Schwankungsbreite (1–8 %) (Chaka et al. 2021). Das Scrotal Imaging Subcommittee der European Society of Urogenital Radiology (ESRU) veröffentlichte 2015 einen Konsensbericht über TM (Richenberg et al. 2015), in dem 2 Definitionen von TM vorgeschlagen wurden: Fünf oder mehr Mikrolithen pro Sichtfeld oder fünf oder mehr Mikrolithen im gesamten Hoden. Im Ultraschall-Erscheinungsbild von TM sollte besonderes Augenmerk auf das Clustering gelegt werden. Ein Cluster (ein paar Mikrolithen pro Feld in einem Cluster) kann besorgniserregender sein als eine TM, die im gesamten Hoden verstreut ist. Ersteres kann auf einen dysgenen Bereich im Hoden hinweisen, in dem sich ein Carcinoma in situ (CIS) entwickeln kann (Balawender et al. 2018).

Stellenwert in der Grundversorgung

Die Ätiologie ist unklar (häufig Kombination mit Hydrozele, Varikozele, Epididymitis, Hodenatrophie und Keimzelltumoren – Koinzidenz nach Orchidopexie 9,5 %/Latino-Population mit Down-S. 29 %! (Groszek-Terwei et al. 2007). Häufiger ist die TM bei erwachsenen Männern mit testikulären Keimzelltumoren, Kryptorchismus, Hodendysgenesie, Z.n. Hodentorsion und Atrophie, Klinefelter-Syndrom, Hypogonadismus, männlichem differences in sex development (DSD), Pseudohermaphroditismus, Varikozele, Nebenhodenzysten, pulmonaler Mikroverkalkung und Non-Hodgkin-Lymphom. Der Fortschritt in der Ultraschalldiagnostik, insbesondere die Entwicklung und der Einsatz hochfrequenter Ultraschallköpfe, führt zur Inzidenzsteigerung einer TM (Jungwirth et al. 2021).

Die Beziehung zwischen TM und Infertilität ist unklar, bezieht sich aber möglicherweise auf die Dysgenese der Hoden, wobei degenerierte Zellen in einem verstopften Samenkanälchen abgeschöpft werden und die Sertoli-Zellen die Trümmer nicht phagozytieren können. Anschließend kommt es zu einer Verkalkung des Zelldebris (Jungwirth et al. 2021).

Die Frage nach dem Zusammenhang zwischen TM und dem Risiko, bei erwachsenen Männern einen testikulären Tumor zu entwickeln, ist in zahlreichen Studien bis zum heutigen Datum mit unterschiedlichen Ergebnissen immer wieder diskutiert worden. Z.Zt. stammen die zuverlässigsten Daten von Wang et al. 2015. Ihre Metaanalysen basierten auf Daten aus 12 Kohortenstudien und 2 Fall-Kontroll-Studien (mit 35.578 Teilnehmern). Die Autoren fanden heraus, dass TM bei erwachsenen Männern im Vergleich zu Nicht-TM-Personen oder der Allgemeinbevölkerung eine mehr als 12-fach höhere Inzidenz von Hodenkrebs haben können (RR = 12,70, 95 % CI = 8,18–19,71, p <0,001). Sie schlagen daher bei diesen eine Unterweisung in die Selbstuntersuchung (siehe: Flyer „Achte auf Deine Nüsse" – www.bvkj.de) und eine jährliche Kontrolle vor.

Andererseits zeigten Daten, die im Rahmen eines Folgeprogramms veröffentlicht wurden, kontroverse Ergebnisse.

Körperliche Untersuchung/Diagnose/Differenzialdiagnose
Die TM verursacht keine Symptome.
Initiale Untersuchung (Chaka et al. 2021):

- Anamnese insbesondere mit Blick auf: Hodentrauma, Hodeninfektion, Hodentumore (auch familiär), Hodenatrophie, Hodenhochstand, genetische Erkrankungen etc. (z. B. Hinweis für Klinefelter-Syndrom bzw. andere Hypogonadismus-Syndrome)
- Karyotypisierung bei V.a. chromosomalen Störungen
- vollständige körperlichen Untersuchung incl. Hodengrößenbestimmung (Orchidometer/Sonografie).
- Hodenultraschall im B-Bild.

Körperliche Untersuchung
Hier sollte unbedingt eine Hodenpalpation neben der Inspektion erfolgen.

Ultraschall:
Schon in der B-Bild Sonografie zeigen sich intratestikulär die typischen echoreichen uniformen Mikrokalzifikationen (=> keine Schallauslöschung) (Sternenhimmelphänomen) bei ansonsten normaler Hodentextur. Die Anzahl ist sehr variabel (von <10 bis >50 sind beschrieben). Gewöhnlich spricht man bei einer Anzahl >5 Mikrokalzifikationen im Hoden von dem Vorliegen einer TM. Eine Biopsie ist bei präpubertären Jungen mit TM ohne Risikofaktoren nicht indiziert.

Differenzialdiagnose:
Differenzialdiagnostisch sollte an Phlebolithen und Epididymitiden gedacht werden. Eine geringe Anzahl von Mikrokalzifikationen sollte ggf. bzgl. anderer Ursachen abgeklärt werden. Der sonografische Befund ist aber in der Regel so typisch, dass Verwechslungsmöglichkeiten für den geübten Sonografeur/in in kaum gegeben sind.

Therapie
Eine spezifische Therapie gibt es nicht. Zu einer initialen β-HCG und AFP-Bestimmung wird geraten. Bei asymptomatischer TM ohne Hinweis für Risikofaktoren kann diese im weiteren Verlauf im Kindesalter entfallen. Eine Hodenbiopsie erfolgt nur bei fokaler Parenchymläsion oder Veränderung der Echogenität. Winter et al. 2016 schlagen für pädiatrische Patienten folgendes Regime vor:

TM ohne weitere intratestikuläre Auffälligkeiten und <u>keine</u> der nachfolgenden Risikofaktoren:

• Keine weiteren Untersuchungen bis zur Pubertät außer der Selbstuntersuchung erforderlich. Das Risiko für die Entwicklung eines Hodentumors ist dabei sehr gering.

TM mit intratestikuläre Auffälligkeiten und/oder Risikofaktoren für Hodentumore:
    Risikofaktoren:

• Anamnese: Hodentumor in der Familie oder selbst
• Hodenhochstand insbesondere Retentio testis abdominalis
• Hodenatrophie
• Hypogonadismus
• Genetische Auffälligkeiten

– Transfer zum pädiatrischen Urologen für weitere Abklärung und optimale Planung weiterer Kontrollen.

Ab einem Alter von ca. 10 Jahren kann es zum Auftreten von Hodentumoren kommen (ungefähr von Beginn der Pubertät an). Vorher sind Hodentumoren im Zusammenhang mit TM kaum zu erwarten (t'Hoen et al.2021). Bei bestehenden Risikofaktoren sollte daher ab der Pubertät die Selbstuntersuchung durchgeführt werden und 1 × jährlich eine sonografische Untersuchung. Die Bestimmung von ßHCG und AFP wird dabei kontrovers diskutiert. Eine Hodenbopsie erfolgt nur bei fokaler Parenchymläsion oder Veränderung der Echogenität.

▶ **Merke**
Im Erwachsenalter sind regelmäßige Checkups angeraten (klinisch und sonografisch 1 × jährlich, ggf. häufiger). Dies macht unbedingt eine gute Transition aus dem Jugendalter ins Erwachsenenalter erforderlich. Die Jugendlichen sollten frühzeitig über die Notwendigkeit der Selbstuntersuchung und der weiteren Kontrollen im Jugendalter aufgeklärt werden. Dies bedeutet auch eine gute Zusammenarbeit zwischen Pädiatrie und Urologie (Netzwerk!).

Anleitung zur Selbstuntersuchung! (Stier 2010) => siehe Kap. 1 zur jungenmedizinischen Untersuchung im ersten Teil des Manuals Jungenmedizin.

Was sollten Sie wissen?

- Meist zufällig sonografisch entdeckt. Bei symptomatischen Erwachsenen oszillierte sie zwischen 0,6 % und 9,0 % und bei Erwachsenen ohne Symptome von 2,4 % bis 5,6 %. Ätiologie unklar (häufig Kombination mit Hydrozele, Varikozele, Epididymitis, Hodenatrophie und Keimzelltumoren
- Keine spezifische Therapie bekannt
- Die Beziehung zwischen TM und Infertilität ist unklar, Zusammenhang zwischen TM und dem Risiko, einen testikulären Tumor zu entwickeln, wird kontrovers diskutiert und hängt von bestehenden Risikofaktoren ab.
- TM ohne weitere intratestikuläre Auffälligkeiten und keine Risikofaktoren => Keine weiteren Untersuchungen bis zur Pubertät außer der mtl. Selbstuntersuchung erforderlich

- Bei bestehenden Risikofaktoren sollte ab der Pubertät die Selbstuntersuchung durchgeführt werden und 1 × jährlich eine sonografische Untersuchung
- Im Ultraschall-Erscheinungsbild von TM sollte besonderes Augenmerk auf das Clustering gelegt werden => höhere Wahrscheinlichkeit, dass ein Hodentumor die Ursache sein könnte

Beispiel Daniel

Bei Daniel wurde eine beidseitige TM sonografisch diagnostiziert (Zufallsbefund). Bzgl. der Schmerzen handelt es sich um unspezifische, häufig als Leisten- oder Hodenschmerzen wahrgenommene Beschwerden bei älteren Jungen oder Teenagern (TM macht keine Beschwerden). Die Untersuchungsbefunde sind, was Lage und Mobilität der Hoden betrifft, unauffällig. Risikofaktoren – wie im Text geschildert – konnten ausgeschlossen werden. Die Schmerzprojektion in die Leisten- und Skrotalregion ist der mannigfaltigen Innervation der Skrotal- und Leistenregion geschuldet. Hinweis auf andere Ursachen ergaben sich nicht. Ansonsten gilt das unter „Therapie" Beschriebene.◄

Klinefelter-Syndrom 9

Definition

Beim Klinefelter-Syndrom liegt eine numerische Chromosomenaberration (Aneuploidie) der Geschlechtschromosomen vor, die bei Jungen bzw. Männern auftritt. Jungen mit diesem Syndrom besitzen, abweichend vom üblichen männlichen Karyotyp (46, XY), ein zusätzliches X-Chromosom in allen (47, XXY) oder einem Teil der Körperzellen (Mosaik 47, XXY/46, XY).

Vorkommen

Einer von etwa 500–600 Männern ist Träger des 47,XXY-Karyotyps (0.1–0.2 %). Man nimmt an, dass nur 25 bis 30 % der Patienten mit Klinefelter-Syndrom während ihres Lebens diagnostiziert und nur weniger als 10 % vor der Pubertät entdeckt werden.

Unterklassen von KS sind die klassische 47,XXY-Form, die etwa 80–90 % der Fälle ausmacht. (Zitzmann et al. 2021).

Stellenwert in der Grundversorgung

Nur 10–15 % von den 80.000 Betroffenen Klinefelter Patienten, die rein statistisch in Deutschland leben, werden lebenslang diagnostiziert und therapiert. Das überzählige X von KS stammt zu 50 % aus der väterlichen Non-Disjunction der Geschlechtschromosomen während der Meiose. Die restlichen 50 % stammen von mütterlicher Non-Disjunction während der Meiose I oder II, oder während der frühen postzygotischen mitotischen Teilungen.

Es besteht ein Zusammenhang der Häufigkeit von KS mit zunehmendem mütterlichem bzw. väterlichen Alter (Zitzmann et al. 2021).

B. Stier und G. Kornhäusel, *Manual Jungenmedizin II – von Phimose bis Klinefelter-Syndrom*, essentials, https://doi.org/10.1007/978-3-662-68331-6_9

Klinisches Erscheinungsbild/Diagnose/Differenzialdiagnose.
KS ist keine klinische Diagnose und eine KS-typische Anamnese gibt es nicht. Nur eine Minderheit von Patienten zeigt den typischen klinischen Phänotyp. Die große Variabilität und insbesondere das Vorkommen mit milden klinischen Merkmalen führt oft zu diagnostischen Verzögerungen oder Nichtdiagnosen. Mit Ausnahme kleiner Hoden wurden keine konsistenten klinischen Merkmale oder spezifische Anomalien unabhängig vom Alter identifiziert. Über die assoziierten Störungen, die teilweise schon im frühen Kindesalter bemerkbar werden, können sich aber Hinweise ergeben.

Es wird geschätzt, dass 50–75 % der Männer mit KS nie eine Diagnose erhalten. Die Patienten fallen durch einen eunuchalen Habitus und Störung in der Pubertätsentwicklung mit kleinen, festen Hoden (ca. 1–5 ml/pathognomonisch), Neigung zur Gynäkomastie, hypergonadotropem Hypogonadismus und Hochwuchs auf. Die endgültige Diagnose erfolgt durch eine Chromosomenanalyse. Die Karyotypisierung sollte bei persistierendem niedrigem Hodenvolumen (< 5 ml) in Betracht gezogen werden. In der Regel erfolgt die Diagnose leider erst nach der Pubertät. Das ist – auch wegen der verpassten Chance einer Fertilitätsverbesserung sowie der Osteoporoseprophylaxe – sehr bedauerlich. Eine 2021 durchgeführte Untersuchung zeigte, dass während der Mini-Pubertät von Säuglingen mit KS die Serumspiegel von FSH,LH, Inhibin B und Testosteron signifikant unterschieden werden konnten von den Kontrollkindern ohne KS. Es ist zu hoffen, dass sich darüber ein Screening definieren läßt (Spaziani et al. 2021).

Klinische Untersuchung/Tanner-Stadien/BMI, Knochenalter, Ultraschall, Genitalstatus und Hodenvolumen und eine gute Dokumentation des Wachstumsverlaufs, Riechprobe (z. B. Gewürznelken) (Abgrenzung zum Kallmann-Syndrom) und Knochenalterbestimmung sind bei jedem noch so geringen Verdacht auf ein KS erforderlich. (Die endgültige Diagnose erfolgt über eine Chromosomenanalyse - s.o.).

Frühzeichen:

- kleine Genitalien, verstärktes Längenwachstum ab der Einschulung (starke Beinlängenzunahme), leicht verzögerte Sprachentwicklung, Konzentrationsstörungen und Lernprobleme. Bei Verdacht auf das Vorliegen eines KS sollte daher ein Hodenvolumen-Nomogramm (siehe Joustra et al.2015) angelegt werden.

Assoziierte Störungen:

- Antriebsarmut, Gynäkomastie, Hochwuchs, Hodenhochstand, Mikropenis (selten), Kontaktarmut Lernschwierigkeiten, Motorikstörungen, niedriger Muskeltonus, Osteopenie, Sprachentwicklungsverzögerung, Testosteronmangel, hohe LH-FSH-Werte, verzögerte Pubertät, ggf. Zeugungsunfähigkeit

Später Zeichen des Testosteronmangels:

- Störung der Libido und Potenz, dtl. eingeschränkte Spermiogenese, unerfüllter Kinderwunsch, spärliche Körperbehaarung und Bartwuchs, Neigung zur Gynäkomastie, weibliche Fettverteilung, kleine Hoden (Cave Hodenvolumen <6 ml!)
- vermehrt Thrombosen, Krampfadern und Entzündungen

▶ **Merke**
Mammakarzinomrisiko: Das Durchschnittsalter von Brustkrebs bei Patienten mit KS liegt bei 58 Jahren, was früher ist als bei Männern mit einem 46,XY-Karyotyp (67 Jahre). Darüber hinaus wurde über eine erhöhte Inzidenz von extragonadaler Keimzellneoplasie bei Patienten mit KS berichtet, am häufigsten im Alter zwischen 15 und 30 Jahren.
Zur Klinefelter-Gruppe gehören auch die Polysomien, bei denen Menschen z. B. einen Karyotyp XXXY oder XXXXY haben.

Differenzialdiagnosen:
Marfan-Syndrom (MFS – 1–5/10 000 autosomal-dominant), Fragiles-X-Syndrom (Martin-Bell-Syndrom – 1–5/10.000 – x-chromosomal dominant), 48,XXXY-Syndrom (1–9/100.000), 46,XX testikuläre Störung der Geschlechtsentwicklung (De-la-Chapelle-Syndrom – 1–9/100.000 – autosomal-dominant), Kallmann-Syndrom (olfaktogenitales Syndrom – 1–9/100 000 multigenetisch/multifaktoriell),

Therapie
Da die genetische Variation irreversibel ist, steht keine kausale Therapie zur Verfügung.

- frühzeitige Testosterontherapie (Nebido – Depotpräparat) – lebenslang empfohlen, allerdings nicht im Kindesalter vor der Pubertät => verringerte Zeichen des Testosteronmangel-Syndroms/Osteoporosevorbeugung. Detaillierte

Beschreibungen des therapeutischen Vorgehens und der wichtigsten zu testenden Parameter sowie Laborkontrollen finden sich bei Zitzmann et a. 2021.

- Das Durchschnittsalter von Brustkrebs bei Patienten mit KS liegt bei 58 Jahren und damit etwas früher als bei Männern mit einem 46,XY-Karyotyp (67 Jahre). Angesichts der seltenheit von Brustkrebs bei Männern bleibt das absolute Risiko für Patienten mit KS jedoch gering.
- Prinzipiell sollten heutzutage Patienten mit einem KS genauso im Hinblick auf die Anlage einer Fertilitätsreserve beraten werden wie beispielsweise onkologische Jugendliche oder Erwachsene, die sich einer potenziell gonadentoxischen Therapie unterziehen müssen.

Fertilität bei Patienten mit einem Klinefelter-Syndrom (47,XXY) ist möglich. Dafür sollte **VOR** Behandlungsbeginn bei Eintritt in die Pubertät und kurzfristige Hodenvoluminazunahme (Größe sistiert später!) eine testikuläre Spermienextraktion erfolgen. Nach zwischenzeitlicher Kryokonservierung erfolgt später die intrazytoplasmatische Spermieninjektion (ICSI)(Kliesch 2011).

Siehe auch: http://www.klinefelter.de/cms. Die Deutsche Klinefelter-Syndrom Vereinigung e. V. – DKSV e. V.) ist eine 1992 gegründete, ehrenamtlich aktive Selbsthilfe-Organisation auf Bundesebene mit ca. 600 Mitgliedern – sehr aktiv.

> **Merke**
> Prinzipiell sollten Patienten mit einem Klinefelter-Syndrom genauso im Hinblick auf die Anlage einer Fertilitätsreserve beraten werden wie beispielsweise onkologische Patienten.
> Eine frühzeitige Diagnose ist unbedingt anzustreben (leider bisher noch zu selten).

Erratum zu: Manual Jungenmedizin II – von Phimose bis Klinefelter-Syndrom

Erratum zu:
B. Stier und G. Kornhäusel, *Manual Jungenmedizin II – von Phimose bis Klinefelter-Syndrom,* **essentials,**
https://doi.org/10.1007/978-3-662-68331-6

In der ursprünglich veröffentlichten Fassung waren die Bildunterschriften von Abb. 1.1, 6.1 und 8.1 falsch. Diese sind nun korrigiert worden.

Die aktualisierten Versionen der Kapitel finden Sie unter
https://doi.org/10.1007/978-3-662-68331-6_1
https://doi.org/10.1007/978-3-662-68331-6_6
https://doi.org/10.1007/978-3-662-68331-6_8

Was Sie aus diesem *essential* mitnehmen können

- Eine Penisdeviation <30 Grad ist nicht therapiebedürftig
- Mit einer Penisdeviation sollte immer gerechnet werden, wenn eine Hypospadie bzw. Epispadie vorliegt
- Blickdiagnose des Frenulum breve bei erigiertem Penis
- Die Beeinträchtigung der Spermiogenese durch eine Varikozele ist inzwischen nachgewiesen, wobei der Grad der Beeinträchtigung der Gradeinteilung folgt (je höher, desto mehr)
- Bei Varikozelen 1.–2. Grades ist ein konservatives Vorgehen – Zurückhaltung bei regelmäßigen Kontrollen (ca. 1/2-jährlich) – angezeigt
- Eine Grad 3 Varikozele bildet sich nur in Ausnahmefällen zurück
- Auflösung der „physiologischen Phimose" (besser physiologische Vorhautenge) erfolgt in der Regel zwischen dem 3. und 5. Lebensjahr, kann sich aber bis in die Pubertät hinziehen
- Die topische Behandlung sollte im Fall einer phyysiologischen Vorhautenge in der Pubertät mit einer kortikoidhaltigen Salbe 1–2 × täglich über vier Wochen durchgeführt werden. Sie steht an 1. Stelle mit einer hohen Erfolgsrate. Hernach sollte weiterhin im Rahmen von tgl. Hygienemaßnahmen die vollständige Retraktion der Vorhaut beibehalten werden, damit es nicht zur erneuten Einengung kommt! Echte (primäre) Phimosen sind selten!
- Eine Zirkumzision bedarf – wie jeder medizinische Eingriff – einer medizinisch eindeutigen Indikation
- Pendelhoden bedürfen der regelmäßigen Kontrolle zum Ausschluss der Entwicklung eines Gleithodens (sek. Aszension)

- Regelmäßige Selbstuntersuchungen bei Z.n. Hodenhochstand sind nach dem 15. Lebensjahr erforderlich
- Bei intraabdomineller Lage des/der Hoden ist die Laparoskopie die Methode der Wahl
- Syndromale Erkrankungen sollten besonders bei beidseitigem Hodenhochstand bedacht werden
- Eine Kontrolle des OP-Erfolges nach Orchidopexie sollte nach 2 Wochen und dann im Abstand von 3–6–9 – und 12 Monaten im 1. postoperativen Jahr erfolgen, um Rezidive oder sich entwickelnde Hodenatrophien zu erfassen
- Hodenbiopsien bei Hodenhochstand sind routinemäßig nicht indiziert
- Der Zeitpunkt der Korrektur einer Hypospadie sollte idealerweise zwischen dem 9. und 12. Lebensmonat (spätestens bis zum 3. Lebensjahr) liegen
- Eine lokale praeoperative Vorbehandlung bei Hypospadie mit Dihydrotestosteron-Gel/-Creme senkt Komplikationsrate
- Bei der reinen Epispadie können die meisten Patienten eine normale Miktion erreichen
- Bei der testikulären Mikrolithiasis (TM) und bestehenden Risikofaktoren sollte ab der Pubertät die Selbstuntersuchung durchgeführt werden und ggf. 1 × jährlich eine sonografische Untersuchung
- Im Ultraschall-Erscheinungsbild von TM sollte besonderes Augenmerk auf das Clustering gelegt werden, da eine höhere Wahrscheinlichkeit besteht, dass ein Hodentumor die Ursache sein könnte
- Eine Fertilität bei Patienten mit einem Klinefelter-Syndrom (47,XXY) ist möglich. Dafür sollte **VOR** Behandlungsbeginn bei Eintritt in die Pubertät und kurzfristige Hodenvoluminazunahme (Größe sistiert später!) eine testikuläre Spermienextraktion erfolgen

Weiterführende Literatur

Epispadie

Anand S, Lotfollahzadeh S. Epispadias. Treasure Island (FL): StatPearls Publishing; 2021
Ludwig M, Utsch B, Reutter H. Genetische und molekularbiologische Aspekte des Blasenekstrophie-Epispadie-Komplexes (BEEK). Der Urologe 2005; 44: 1037–1044
Hiort O, Brandis M. Fehlbildungen und Krankheiten des äußeren Genitales. In: Hoffmann GF, Lentze MJ, Spranger J, Zepp F, Hrsg. Pädiatrie. Berlin, Heidelberg: Springer; 2014: 1645ff
Queißer-Wahrendorf A, König R. Angeborene Entwicklungsdefekte. In: Hoffmann GF, Lentze MJ, Spranger J, Zepp F, Hrsg. Pädiatrie. Berlin, Heidelberg: Springer; 2014: 330ff
Stier B., Stein R. Epispadie In: Kerbl R, Kurz R, Roos R, Wessel L, Reiter K, Hrsg. Referenz Pädiatrie. 1. Auflage. Stuttgart. Thieme [in Bearbeitung]

Frenulum breve

Gallo L, Perdona S, Gallo A (2010) Original research—Ejaculatory disorders: The Role of Short Frenulum and the Effects of Frenulectomy on Premature Ejaculation. Original research Vol 7, 3; 1269-1276 https://doi.org/10.1111/j.1743-6109.2009.01661.x Zugriff 15.06.23

Hodenhochstand

Stier B. Maldescensus testis (Hodenhochstand) In: Kerbl R, Kurz R, Roos R, Wessel L, Reiter K, Hrsg. Referenz Pädiatrie. 1. Auflage. Stuttgart. Thieme [in Bearbeitung]
Leslie WS, Sajjad H, Villanueva CA (2021) Cryptorchidism. https://www.ncbi.nlm.nih.gov/books/NBK470270/ Zugriff 16.09.21
Radmayr C, Bogaert G, Burgu B, Castagnetti MS, Dogan HS, O'Kelly F, Quaedackers J,Rawashdeh YFH, Silay MS (2023) EAU guidelines on paediatric urology. https://uroweb.org/guidelines/paediatric-urology Zugriff 16.05.23

Shin J, Jeon GW (2020) Comparison of diagnostic and treatment guidelines for undescended testis. Clin Exp Pediatr 2020;63:41521. https://doi.org/10.3345/cep.2019.01438

Hensel, K. O., & Wirth, S. (2014). Hodenhochstand: Ist die Umsetzung der Leitlinie im klinischen Alltag gelungen? Deutsches Arzteblatt International, 111(39), 647–648.

Schmittenbecher, P. P. (2015). Handlungsempfehlungen nach der S2k-Leitlinie Hodenhochstand – Maldescensus testis. Monatsschr Kinderheilkd, 63,67–68.

AWMF S2k-Leitlinie: Hodenhochstand – Maldescensus testis. Stand 08/2016, verlängert. Deutsche Gesellschaft für Kinderchirurgie. www.awmf.org/leitlinien/detail/ll/006-022. html (letzter Zugriff: 20.4.2021).

Hrivatakis, G., et al. (2014). Operationszeitpunkt bei Hodenhochstand: Retrospektive multizentrische Auswertung. Deutsches Arzteblatt International, 111(39), 649–657

Hypospadie

Stier B. Hypospadie In: Kerbl R, Kurz R, Roos R, Wessel L, Reiter K, Hrsg. Referenz Pädiatrie. 1. Auflage. Stuttgart. Thieme [in Bearbeitung]

Deutsche Gesellschaft für Kinderchirurgie e.v. (DGKCH) und Deutsche Gesellschaft für Urologie e.v. (DGU) (2021) S2k Leitlinie zur operativen Behandlung der distalen, mittleren und proximalen Hypospadie. https://www.awmf.org/uploads/tx_szleitlinien/006-026l_S2k_Operative-Behandlung-distale-mittlere-proximale-Hypospadie_2021-09.pdf Zugriff 22.10.21

Pichler R, Djedovic G, Klocker H, Heidegger I, Strasak A, Loidl W, Bektic J, Skradski V, Horninger W, Oswald J (2013) Quantitative measurement of the androgen receptor in prepuces of boys with and without hypospadias. BJU Int 112:265–270. doi: https://doi.org/10.1111/j.1464-410X.2012.11731.x

Keays MA, Dave S (2017) Current hypospadias management: Diagnosis, surgical management, and long-term patient-centred outcomes. Can Urol Assoc J 2017;11(1–2Suppl1): S48–53. https://doi.org/10.5489/cuaj.4386

Radmayr C, Bogaert G, Burgu B, Castagnetti MS, Dogan HS, O'Kelly F, Quaedackers J,Rawashdeh YFH, Silay MS (2023) EAU guidelines on paediatric urology. https://uroweb.org/guidelines/paediatric-urology Zugriff 16.05.23

Stein R (2012) Hypospadias. European urology supplements 11 (2012) 33–45

Stein R. (2016) Hypospadie. In: Michel SM, Thüroff JW, Janetschek G, Wirth M, (Hrsg.) Die Urologie des Kindes, S. 1883–90; Springer Verlag, Heidelberg

Stier B. Hypospadie In: Kerbl R, Kurz R, Roos R, Wessel L, Reiter K, Hrsg. Referenz Pädiatrie. 1. Auflage. Stuttgart. Thieme [in Bearbeitung]

Stier,B und Schmittenbecher, P (2013) Jungenspezifische Krankheitsbilder. In Stier,B und Winter, R (2013) Jungen und Gesundheit. Kohlhammer Verlag, Stuttgart

Hiort, O., & Brandis, M. (2014). Fehlbildungen und Krankheiten des äußeren Genitales. In G. F. Hoffmann, M. J. Lentze, J. Spranger, & F. Zepp (Hrsg.), Pädiatrie (S. 1645).

Hiort, O. (2014). Krankheiten der Keimdrüsen. In G. F. Hoffmann, M. J. Lentze, J. Spranger, & F. Zepp (Hrsg.), Pädiatrie (S. 645). Berlin: Springer. (Kap. 66).

Queißer-Wahrendorf, A., & König, R. (2014). Angeborene Entwicklungsdefekte. In G. F. Hoffmann, M. J. Lentze, J. Spranger, & F. Zepp (Hrsg.), Pädiatrie (S. 330). Heidelberg: Springer. (Kap. 27).

Klinefelter-Syndrom

Spaziani M, Granato S, Liberati N et al. From mini-puberty to pre-puberty: early impairment of the hypothalamus-pituitary-gonadal axis with normal testicular function in children with non-mosaic Klinefelter syndrome. J.Endocrinol Investig 2021; 44: 127–138

Kliesch S, Zitzmann M, Behre HM. Fertilität bei Patienten mit einem Klinefelter-Syndrom (47,XXY). Der Urologe 2011; 50: 26–32

Rohayem J, Gromoll J. Milestones der männlichen Keimzellenentwicklung und Klinefelter-Syndrom. In: Griesinger G, Holterhus PM, Schmedemann R, Hrsg. Perspektive Fertilität. Heidelberg: biomedpark Medien; 2014

Zitzmann M, Aksglaede L, Corona G et al. European academy of andrology guidelines on Klinefelter Syndrome Endorsing Organization: European Society of Endocrinology. Andrology 2021; 9: 145–167

Joustra SD, van der Plas EM, Goede J et al. New reference charts for testicular volume in Dutch children and adolescents allow the calculation of standard deviation scores. Acta Paediatr 2015; 104: e271–e278

Stier B. Klinefelter-Syndrom In: Kerbl R, Kurz R, Roos R, Wessel L, Reiter K, Hrsg. Referenz Pädiatrie. 1. Auflage. Stuttgart. Thieme [in Bearbeitung]

Penisdeviation/ Penisverbiegungen (Peniskurvaturen, Penisverkrümmung)

Stier B. Penisdeviation In: Kerbl R, Kurz R, Roos R, Wessel L, Reiter K, Hrsg. Referenz Pädiatrie. 1. Auflage. Stuttgart. Thieme [in Bearbeitung]

Salonia A, Bettocchi C, Capogrosso P, Carvalho J, Corona G, Hatzichristodoulou G, Jones TH, Kadioglu A, Martinez-Salamanca JI, Minhas S, Serefoglu EC, Verze P (2023) EAU Guidelines on Sexual and reproductive Health. European Association of Urology 2023 https://uroweb.org/guideline/sexual-and-reproductive-health/ (Zugriff 04.06.2023)

Veale D, Miles S, Bramley S, Muir G, Hodsoll J (2015) Am I normal? A systematic review and construction of nomograms for flaccid and erect penis length and circumference in up to 15,521 men. BJU Int 2015; 115: 978–986.

Radmayr C, Bogaert G, Burgu B, Castagnetti MS, Dogan HS, O'Kelly F, Quaedackers J,Rawashdeh YFH, Silay MS (2023) EAU guidelines on paediatric urology. https://uroweb.org/guidelines/paediatric-urology Zugriff 16.05.23

Phimose/ Paraphimose/ Zirkumzision

Cold CJ, Taylor JR (1999) The prepuce. British Journal of Urology, 83, Suppl. 1, 34-44

S2k-Leitlinie Phimose und Paraphimose bei Kindern und Jugendlichen Version 6.0. Stand 31.12.2021. https://register.awmf.org/de/leitlinien/detail/006-05208.06. Zugriff 15.6.23

Franz M (2019) Bei der Beschneidung hört das Nachdenken auf Kulturhistorische und psychoanalytische Aspekte, Risiken und Auswirkungen der Jungenbeschneidung. In: Psychodynamische Psychotherapie 2019; 18: 231–248 Dezember 2019; Nr. 4

DAKJ 11.12.2017: 5 Jahre Beschneidungsgesetz: „Rechtsfrieden" zu Lasten von Kinder- und Menschenrechten. Kinderschützer und Ärzte ziehen Bilanz https://www.dakj.de/pre ssemitteilungen/5-jahre-beschneidungsgesetz-rechtsfrieden-zu-lasten-von-kinder-und-menschenrechten/ Zugriff 15.6.23

Bundesforum Männer (2017) Positionspapier zur Beschneidung von Jungen https://bundes forum-maenner.de/wp-content/uploads/2019/11/BFM-zu-Beschneidung-von-Jungen-20170505.pdf Zugriff 15.6.23

Stier B. Phimose – Paraphimose – Zirkumzision In: Kerbl R, Kurz R, Roos R, Wessel L, Reiter K, Hrsg. Referenz Pädiatrie. 1. Auflage. Stuttgart. Thieme [in Bearbeitung]

Stier B (2023) Phimose – Zirkumzision. In Fegeler U, Jäger-Roman E, Rodens K (Hrsg.) Praxishandbuch der pädiatrischen Grundversorgung. 3. Auflage in Bearbeitung, Elsevier GmbH, Deutschland

Stier und Lichtenheldt 2013 – Broschüre „Mann-oh-Mann"

Taylor JR. The forgotten foreskin and its ridged band. J Sex Med 2007;4(5):1516.

Testikuläre mikrolithiasis (TM)

Stier B. Testikuläre Mikrolithiasis In: Kerbl R, Kurz R, Roos R, Wessel L, Reiter K, Hrsg. Referenz Pädiatrie. 1. Auflage. Stuttgart. Thieme [in Bearbeitung]

Balawender K, Orkisz S, Wisz P (2018) Testicular microlithiasis: what urologists should know. A review of the current literature. Cent European J Urol. 2018; 71: 310–314

Chaka A, Daasa AF, Hamdouni W, Ktari K, Laamin R, Nouri A (2021) Pediatric testicular microlithiasis through four clinical case studies: review of the literature and proposal of clinical guidelines. Afr.J. Urol 27: 122, 2021

Jungwirth A, Diemer T, Kopa Z, Krausz C, Minhas S, Tournaye H (2021) Male infertility. EAU guidelines 5.10.3. Testicular microcalcification (TM). https://uroweb.org/guideline/male-infertility/#5 (Zugriff 12.09.21)

t'Hoen LA, Bhatt NR, Radmayr, Dogan HS, Nijman RJM, Quaedackers J, Rawashdeh YF, Silay MS, Tekgul S, Stein R, Bogaert G (2021) The prognostic value of testicular microlithiasis as an incidental finding for the risk of testicular malignancy in children and the adult population: A systematic review. On behalf of the EAU pediatric urology guidelines panel. Journal of Pediatric Urology, https://doi.org/10.1016/j.jpurol.2021.06.013

Wang T, Liu LH, Luo JT, Liu TS, Wei AY (2015) A meta-analysis of the relationship between testicular microlithiasis and incidence of testicular cancer. Urol J.; 12: 2057-2064

Winter TC, Kim B, Lowrance WT, Middleton WD (2016) Testicular Microlithiasis: What should you recommend? A JR;206: 1164 -1170

Richenberg J, Belfeld J, Ramchandani P, et al. Testicular microlithiasis imaging and follow-up: guidelines of the ESUR scrotal imaging subcommittee. Eur Radiol 2015;25(2):323-30

Varikozele

Damsgaard J Joensen UN, Carlsen E, Erenpreiss J, Blomberg Jensen M, Matulevicius V, Zilaitiene B, Olesen IA, Perheentupa A, Punab M, Salzbrunn A, Toppari J, Virtanen HE, Juul A, Skakkebaek NE, Joergensen N (2016) Varicocele is associated with impaired semen quality and reproductive hormone levels: a study of 7035 healthy young men from six European countries. Eur Urol. 2016; 70 (6): 1019–1029.

Dubin L, Amelar RD. (1970) Varicocele size and results of varicocelectomy in selected subfertile men with varicocele. Fertil Steril 1970;21:606-9.

Esterbauer B, Hauser W (2008) Leitlinie Varikozele. J. für Urologie und Urogynäkologie; 15 (Sonderheft 6) (Ausgabe für Österreich, 21

Salonia A, Bettocchi C, Capogrosso P, Carvalho J, Corona G, Hatzichristodoulou G, Jones TH, Kadioglu A, Martinez-Salamanca JI, Minhas S, Serefoglu EC, Verze P (2023) EAU Guidelines on Sexual and reproductive Health. European Association of Urology 2023 https://uroweb.org/guideline/sexual-and-reproductive-health/ (Zugriff 04.06.2023)

Radmayr C, Bogaert G, Burgu B, Castagnetti MS, Dogan HS, O'Kelly F, Quaedackers J,Rawashdeh YFH, Silay MS (2023) EAU guidelines on paediatric urology. https://d56 bochluxqnz.cloudfront.net/documents/full-guideline/EAU-Guidelines-on-Paediatric-Uro logy-2023.pdf Zugriff 16.05.23

Stier B (2023) Varikozele. In Fegeler U, Jäger-Roman E, Rodens K (Hrsg.) Praxishandbuch der pädiatrischen Grundversorgung. 3. Auflage z.Zt. in Bearbeitung, Elsevier GmbH, Deutschland

Joustra SD, van der Plas EM, Goede J, Oostdijk W, Delemarre-van de Waal HA, Hack WWM, van Buuren S, Wit JM (2015) New reference charts for testicular volume in Dutch children and adolescents allow the calculation of standard deviation scores. Acta Paediatr 2015; 104: e271–e278.

Stier B. Varikozele In: Kerbl R, Kurz R, Roos R, Wessel L, Reiter K, Hrsg. Referenz Pädia-trie. 1. Auflage. Stuttgart. Thieme [in Bearbeitung]

Yao M, Satch M Testicular microlithiasis: a cause for concern? Trends in Urology & Men's Health, September/October 2023, wchh.onlinelibrary.wiley.com

Printed in the United States
by Baker & Taylor Publisher Services